MW01244720

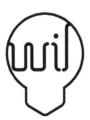

CAMINO DEL GUERRERO

una fábula de esperanza

R.H. PFEIFFER

Derechos Reservados © 2018 R. H. Pfeiffer

Esto es ficción, no una guía, ni un libro de texto. Las referencias a personas reales, eventos, establecimientos, ubicaciones o puntos de referencia tienen la única finalidad de establecer un sentido de verosimilitud para la historia y se usan de manera ficticia. Todos los demás personajes y elementos de la trama provienen de la imaginación del autor.

Todas las ganancias de las ventas de este libro hasta enero de 2020 benefician a 501 (c) (3), Families and Children Together (FACT, Inc.) una organización sin fines de lucro en el estado de Kansas.

Publicado por primera vez en 2018 por
WIL PUBLISHING
www.wordsinlight.org

Editado por Heather Spaur y Diane Potts

Modelo de portada: Tyler Krei

Biblioteca de catalogación del congreso en los datos de publicación pendiente

ISBN: 978-0-9994886-2-1

Todos los derechos reservados.

Diseñado en los Estados Unidos de America

Dedicado
a la
GLORIA DE DIOS
tal como lo entendemos
y
AL ADICTO
que continúa sufriendo

Deja que el Guerrero dentro de nosotros
luche con las fuerzas de nuestras vidas.

Cindy, mi amor, gracias.

TABLA DE CONTENIDO

NOTA DEL AUTOR

¿Alguna vez has pensado, espero tener el coraje de hacer esto?

Veo a los personajes de Liza, José y Rosie como grandes sanadores. Como autor, voy a capturar para ustedes su visión, esperanza y tenacidad en una forma que los obligue a abrazar sus propias vidas valientes.

Estos tres son puestos en medio de una necesidad de recuperación de su hijo y yerno, Carlos. Carlos es un veterano de la guerra de Afganistán, quien al entrar en recuperación se convierte en una historia más profunda de necesidad humana de escapar de la adicción. Este libro trata de la valiosa recuperación y los desafíos que trae la vida. La adicción nos afecta a todos.

El comportamiento adictivo de Carlos es interrumpido por la presencia de una perra llamada Rosie. Las consecuencias de ese evento desencadenan un movimiento del destino a través de un poder superior en su camino a la recuperación.

Este libro crea interacción táctil de un poder superior trabajando a través del misterio de la vida humana y su espíritu, encendido por la aparición de Rosie mientras ayuda a guiar a Carlos a través de la recuperación.

Este libro refleja y cultiva esperanza en un jardín de recuperación.

PRÓLOGO

sto es lo que Carlos había estado esperando. La casa estaba tranquila. Las chicas estaban dormidas. Como si su vida dependiera de los resultados, Carlos comenzó a escribir nuevamente en su diario.

Carlos escribió…

Si estas luchando con una adicción, no hay duda de que tu vida y tu alma luchan contra el señor alcohol hasta el final. Hay dos caminos. Un camino está lleno de enojo, un resentimiento de culpa tan profundo que lo peor de la vergüenza se convierte en rutina y es una carga para ti. Si tu vida te ha llevado por este camino, crees que tu vida no vale nada y eso se convierte en tu reflejo en el mundo que te rodea. Por acción, el adicto practicante que golpea a su esposa y a sus hijos demuestra que una sustancia es más importante que la vida.

El segundo camino es uno de confrontación entre la negación de una vida fuera de control y la búsqueda incansable de cómo restablecerte mientras tu alma guerrera busca recuperarse. La adicción es una marca en tu corazón y aunque puede sanar, la cicatriz nunca será completamente eliminada. Como adicto en recuperación, debes aprender cuáles son tus armas de sobriedad, mantenerlas a la mano y nunca más ponerlas en la tierra de la negación ciega.

El señor alcohol está dispuesto a traerte una muerte prematura, si por error escuchas su seducción.

El desperdicio de una vida llena de borracheras y drogas es una tontería.

Un adicto reza por la claridad para poder examinar esa cicatriz adictiva y en la batalla por la sobriedad, sin esperar nada, refleja esperanza, amabilidad y bondad para sanar a otros.

Y, es por eso que dejé a Rosie, para que sane a otros.

PARTE I: LIZA

CAPÍTULO 1: EL PRESENTE

Octubre 2017

P adre nuestro que estas en el cielo, santificado sea tu nombre, venga a nosotros tu reino", Carlos no sabía que lo había motivado a decirlo, pero se sentía bien. El pastor desmoronó tierra en la tumba, sumándose a la sombría finalidad del momento. Mientras Carlos miraba a toda la gente a su alrededor, se preguntaba que los había hecho venir y estaba sorprendido de la asistencia de tanta gente. Liza continuó la oración. "Hágase tu voluntad en la tierra como en el cielo".

Todos empezaron a hablar en turno; todos para decir adiós a Rosie. Desde hace unas semanas, Carlos sabía que su vida debía terminar. ¿Cómo podría dejarla ir? Había oído tanto durante los años; había escuchado, había sido una ami-

ga; había librado a mucha gente del mal.
"Perdona nuestras ofensas, como también nosotros per-
donamos a los que nos ofenden".

Carlos siguió rezando, mientras su mente se proyectó al
diario.

José, un desgastado viejo soldado de Vietnam, tomó su
turno para hablar de Rosie. Su gorra desgastada contaba
una historia, "Semper fi". José cerró su turno de hablar como
siempre, "Dios salvará tu alma y AA salvará tu trasero. El
diablo está en el alcohol".

Rosie, pensó Carlos, no tienes idea de cuántas vidas has
cambiado. O tal vez si lo sepas. Esa noche lluviosa cuando
apareciste. El señor alcohol perdió. Rosie ganó.

Finalmente, era el turno de que Carlos hablara. Tantas
emociones estaban girando a través de él que se esforzó para
encontrar las palabras.

Así que, comenzó desde el principio; el principio que
le había salvado la vida muchos años atrás, "Mi nombre es
Carlos, soy un alcohólico y adicto en recuperación. En el
fondo de una zanja llena por la lluvia en una noche de tormenta, Rosie llegó para salvarme la vida".

Carlos habló de su historia de recuperación. Luego,
mientras Carlos se alejaba de la tumba, José puso su brazo
alrededor de él.

Carlos se dio la vuelta y le dijo a José, "Anoche, escribí en
mi diario acerca de Zoey. Ella era mi perra que perdí cuando
tenía once años".

José dijo, "Vamos a leer el diario juntos mientras nos
tomamos una taza de café".

Carlos leyó del diario...

*"Zoey y yo estábamos siempre cerca. Éramos insep-
arables. Ella se despertó conmigo, comió conmigo,
durmió conmigo.*

*En tiempos difíciles, un ladrido, un gruñido, una
lamida hacían la vida menos ansiosa. Ella hizo que
el caos familiar fuera más fácil de soportar. Era
como si una fuerza muy profunda nos uniera. Yo
esperaba ser su protector y su héroe.*

*Zoey era mi ángel y mi guardián. Zoey desinteresa-
damente dio su presencia tranquila, su bondad y su
lealtad. Hablé con Zoey siempre creyendo que ella
entendía. Ella quería que yo fuera una persona que
la gente respetara.*

Zoey me enseñó el valor de mis abrazos.

*Zoey y yo nos escondimos juntos; ella me enseñó a
ser invisible cuando las fiestas se ponían fuera de
control.*

*Hubo una vez que pensé que Zoey era todo lo que
necesitaba en la vida. Ella podía enseñarme todo
lo que necesitaba saber. Mientras Zoey se convertía
en solo un recuerdo ese recuerdo se convirtió en un
tesoro".*

Ahora sé que el mundo es solamente el aspecto visible

de Dios; lo que hace ser un guerrero es causar un reto al seguir el camino en busca de un propósito más elevado para mi vida.

Mi camino en recuperación comienza con una nota de mi madre acerca de esa increíble perra, Rosie.

CAPÍTULO 2: NOTA

Para: Personal y Pacientes   15 de Agosto
De: Liza F., Consejera Principal
Asunto: Rosie (perra en la instalación)

Les informo que, desde el día de hoy, una perra estará en las instalaciones. Directamente de la custodia del alguacil, sin hogar y sola, una perra labrador color chocolate llamada Rosie ha llegado al Centro de Tratamiento de Adicción del Sureste de Kansas (SEK). Ella está aquí en un período de prueba.

Estoy comprometida a ver si tener una perra en esta instalación es útil; por lo tanto, cualquier inquietud necesita ser traída a mí como Consejera Principal.

Este es un programa de doce pasos, así que por favor consideren a Rosie como una fuente de apoyo mientras trabajan en los primeros cinco pasos.

Se les proporcionará un diario para Rosie. Si la miran ser agradecida, extrovertida, de apoyo o amable, escríbanlo en su diario. Rosie está disponible 24/7 para demostrar la presencia de un poder superior entre nosotros.

Con esperanza básica, amor y recuperación, ella escuchará a todos sin juzgar. Ella a jurado a la confidencialidad y los aceptará a todos de una manera honesta y sincera. Cualquier documentación de sus habilidades es bienvenida en el diario de Rosie.

Rosie sólo puede curar tu corazón y tu alma si estas dispuesto a dejarla que lo haga.

La valentía del primer apunte del diario de Rosie dice lo siguiente:

Rosie,

Al entrar al Centro de Tratamiento, yo sentí que a nadie en el mundo le importaba este soldado. A ti si, sin duda alguna. No sé por qué, pero debiste haber sabido que necesitaba a alguien en mi vida. Desde el primer día me seguiste. Me ayudaste a creer en mí otra vez y me ayudaste a estar sobrio. El segundo día de mi camino de guerrero aquí, me seguiste hasta el callejón, mientras yo iba y venía por más de 30 minutos. Te quedaste a mi lado todo el tiempo y te negaste a regresar al edificio hasta que yo lo hice. Realmente creo que lo que estabas haciendo era asegurarte de que no me fuera ese día, y por eso te doy las ¡gracias! Sabías que estaba en un mal momento de mi vida. Sin una palabra me ayudaste a subir por encima de la niebla adictiva que me impedía ver y sentir cualquier cosa. Me ayudaste a amar, reír, llorar y a romper las cadenas de tristeza que me mantuvieron cautivo. Tú trajiste consuelo a todos nosotros que estamos teniendo dificultades con este programa. Te doy las gracias, mi ángel, por el consuelo que me diste. Rosie, haces que este lugar se sienta como en casa.

Carlos R.

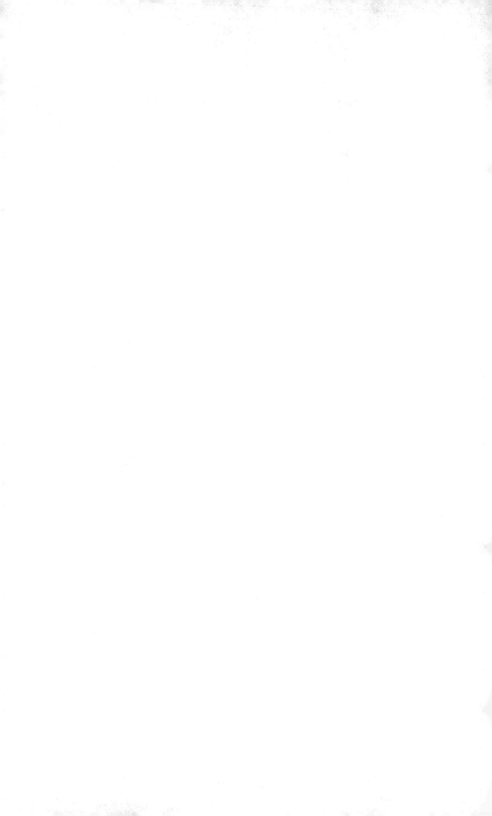

CAPÍTULO 3: EL COMIENZO

Liza en una reunión abierta de AA

mi nombre es Liza, soy una alcohólica y adicta muy agradecida que está en recuperación. Estar en "recuperación" significa que una vez fui impotente sobre el alcohol y sobre las drogas. Es en esa vida dolorosa e inmanejable que comienza mi historia. Estar en recuperación significa que un momento, una hora, un día a la vez, me mantengo sin sustancias. Compartiré los esfuerzos, las dificultades, la vergüenza, la culpa, la sobriedad eventual, la recuperación y la gratitud. Hoy, el dolor se hincha en mi garganta. Mis lagrimas son para mi hijo, Carlos, quien ha recaído. Estoy tratando de ser fuerte.

Estoy empezando con la historia de mi familia, porque ciertamente tiene mucho que ver con cómo percibí el mundo y cómo me percibí a mí misma. No tuve una niñez mala. Tenía un padre que trabajaba mucho y yo lo admiraba muchísimo.

Sin embargo, mi madre, tenía una capacidad muy limitada para amar, mostrar amor o recibir amor. Así que, cuando estaba creciendo, la forma en que fui disciplinada fue a través de vergüenza, abuso verbal y mucha crítica.

Esto afectó mi sistema de creencia. Pensaba que había algo malo en mí. Pensaba que no podía ser amada. La mayor parte de mi vida terminé buscando a alguien que pudiera amarme o que pudiera cambiar la forma en que yo me sentía, sin darme cuenta de que esa era mi responsabilidad.

Aprendí a ser muy independiente a una edad temprana porque todas mis necesidades eran humilladas en mi infancia. Empecé a trabajar como camarera en un restaurante de comida rápida a los 12 años para no tener que pedir ayuda. Pedir ayuda fue difícil durante toda mi vida. Sentía vergüenza cuando necesitaba ayuda.

El concepto de rendirse en la recuperación de la adicción fue difícil para mí. Después, entregar mi vida a un poder superior fue extremadamente difícil, pero resultó ser una salvación. Ahora me encuentro viviendo impotente sobre la adicción de mi hijo. La vida da muchas vueltas y estoy experimentando a primera mano el dolor que mi madre tuvo que enfrentar con mi adicción.

Mi vida no se hizo incontrolable de la noche a la mañana. Tuve éxito y muchos amigos en la escuela preparatoria. Siempre estaba en una relación con un alcohólico o con alguien a quien yo sentía que necesitaba cuidar. Y, así es como encontré para lo que servía, para cuidar a la gente. Me sentí como si no valiera nada. En la escuela preparatoria fue donde por primera vez experimenté lo que el alcohol podía hacer por mí.

Una persona mayor nos compró unas cervezas. El sabor era horrible, así que sostuve mi nariz y me bebí cuatro latas. Recuerdo sentir que hizo algo por mí. Me sentí muy segura.

Sentí que mis inhibiciones habían desaparecido.

Me gustó la forma que me hizo sentir. Me hizo sentir algo que mis hermanas nunca experimentaron. Mis hermanas no son alcohólicas.

También experimenté fumando mariguana y usando acido. Todas las cosas con las que experimentaban los adolescentes en los 70's, yo las probé.

Mi mamá tenía a una hippie como hija. Yo tengo como hijo a un héroe de guerra adicto al alcohol y a los opioides. Él está sufriendo por la gracia de un poder superior; este poder que durante toda mi vida ha hecho por mí lo que yo no puedo hacer por mí misma. Estoy muy preocupada por mi hijo. Ese hijo, Carlos, está desaparecido.

Conocí a mi futuro esposo en un círculo de hippies. Él era alguien a quien realmente admiraba. Para estar con él; dejé de lado mis necesidades, lo que quería y lo que deseaba. Yo estaba muy feliz en mi trabajo, pero él quería vivir en California, así que nos fuimos. Nos quedamos allí un rato, luego viajamos y luego nos casamos.

Después de eso, nos mudamos a Carolina del Norte, ahí es donde nació mi primer hijo Roberto Aaron Rodríguez. No había mucha actividad con el alcohol o con las drogas durante ese tiempo. Yo no bebía ni usaba drogas mientras estaba embarazada. Después nos mudamos a Lawrence, Kansas, pero eventualmente terminamos en Hermosa Beach, California, donde trabajé en San Pedro por un tiempo.

Estos cambios de residencia eran siempre por lo que mi esposo necesitaba y quería.

Yo le dije que, donde quiera que él estuviera feliz; yo estaría feliz. Traté de creerlo yo misma. Él tenía una opinión muy negativa del mundo. Hacerlo feliz se convirtió en una misión.

Mientras estábamos viviendo en California nuestra relación se volvió abusiva. Comencé a andar con pies de plomo por mi esposo. Sentí el mismo estrés creciendo con mi madre.

Cualquier cosa que intentaba hacer nunca era suficiente.

Creía que, si lo intentaba lo suficiente o si lo deseaba lo suficiente, podría hacer a una persona feliz. Podría cambiarlos o hacerlos que me amaran.

No podía ser amada. Mi creencia central era un error del pensamiento.

Después del primer episodio de violencia doméstica, nos mudamos de vuelta a Kansas.

Mi esposo nos llevó hacia afuera de la ciudad. El abuso doméstico florece con la reclusión y aislamiento.

Yo estaba feliz de estar más cerca de mi hermana y de

mis padres.

Carlos Adán Rodríguez nació aquí. Carlos, que ahora se encuentra impotente ante las mismas adicciones que una vez me atormentaron a mí. Carlos es mi segundo hijo.

"Carlos ha estado desaparecido por cuatro semanas", dijo Liza, mientras hizo una pausa en su historia. Sus ojos se humedecieron, mientras se recuperaba. Luego continuó.

Ahora de regreso en Kansas, la violencia doméstica, que había sido mayormente verbal, había escalado al abuso físico.

Yo me aguante viviendo con miedo; creyendo que iba a ser diferente. Siempre iba a trabajar pensando que todo estaba bien. No hablaba con nadie.

Sentí tanta vergüenza debido al comportamiento de otra persona. Estaba tan avergonzada.

Yo lo protegía.

La gente lo empezó a notar. El abuso se convirtió cada vez más difícil de ocultar. Yo estaba trabajando en un despacho de abogados. Llegaba a trabajar con historias; de que estaba en un juego de pelota y que una pelota me había golpeado. Estaba tan humillada. No quería decírselo a nadie. En aquel entonces la gente no hablaba abiertamente de esas cosas. No se escuchaba hablar de refugios para mujeres ni nada parecido.

No estaba bebiendo ni drogándome mucho. Simplemente iba a trabajar, volvía a casa y trataba de hacer que todo estuviera bien. Nunca pude. Me fui de la casa dos o tres veces, pero siempre regresaba con su promesa de que las cosas cambiarían.

Desafortunadamente las cosas cambiaron, pero no para bien. La violencia empeoró.

Una noche llegue a casa del trabajo y todo lo que me pertenecía estaba completamente destruido. No tenía a dónde ir y nada estaba a mi nombre. Dejé todo atrás, incluso mi coche.

Una hermosa señora llamada Natalia nos llevó a mí y a mis hijos a su casa. Para lidiar con en el dolor y el sufrimiento, comenzamos a salir a beber los miércoles por la noche. Yo siempre bebía diferente a todos los demás. No podía tomar solo una cerveza. Bebía hasta que estaba tan intoxicada que no podía ni permanecer de pie. Fue durante este tiempo que mi esposo comenzó a acosarme.

Juan entraba en la casa sin permiso. Si salía con mis amigas, él me esperaba en el estacionamiento.

Una noche, él entró en la casa y atacó a Natalia y a mí. Se fue antes de que llegara la policía. Juan siempre corría.

Para evitar poner a mi amiga en peligro, tomé la decisión de dejar la casa de Natalia.

Alquilé mi propio apartamento.

Mi esposo, Juan, me atormentaba constantemente entrando a la fuerza en el apartamento. Juan me aterrorizaba. La policía llegaba. Yo siempre me negaba a poner cargos; por querer protegerlo y por miedo a que la violencia se pusiera aún peor.

Una noche la policía fue llamada a mi apartamento. Cuando llegaron, me encontraron inconsciente.

El oficial me dijo que, si yo no presentaba cargos contra él, ellos lo harían. El oficial confrontó a Juan y le dijo que tenía que estar fuera del Condado de Bourbon para abril o que iría a la cárcel. Así que se mudó a Pittsburg, Kansas. Hay un propósito para todo. Esto pasa en la historia de recuperación de todos. Mientras sus vidas se vuelven incontrolables, la parte emocional de esta enfermedad acumula intensidad. Se toman decisiones. Una vez que tomas una decisión, es como saltar a la corriente rápida del rio, fluyes hacia el siguiente evento.

Ustedes verán esto no solo en mi historia, si no en la historia del flujo progresivo de la adicción de todos.

Un corto tiempo después, yo también me mudé a Pittsburg. Otra vez en un error del pensamiento, yo creía que dejar atrás a viejos amigos y a los problemas y reubicarme a Pittsburg serviría como una especie de cura geográfica, haciendo que todo esté bien.

El orgullo y la memoria tuvieron una pelea y el orgullo siempre gana.

Por un tiempo, no hubo violencia.

Tomé un trabajo en un bar. Bebiendo cada fin de semana, a menudo me quedaba hasta las tempranas horas de la madrugada.

Una noche Juan llego y se puso violento en el bar. La noche siguiente, no me dejaba ir a trabajar. Llamé a la policía. Los oficiales hicieron que Juan se fuera de mi casa y dos días más tarde se mudó de nuevo a California. Mientras Juan estaba en California, continuó llamándome.

Tenía tanto dolor y culpa, bebí cada vez más y más alcohol para quitar el dolor.

Hoy me doy cuenta de lo poco disponible y egoísta que era con mis hijos, sólo pensaba en mi propio dolor y en mis propias necesidades.

Hay una promesa en el Libro Grande de Alcohólicos Anónimos que dice, "No nos lamentaremos del pasado, ni desearemos cerrar la puerta que nos conduce a él".

Las otras promesas se han hecho realidad: "Que intuitivamente sabremos cómo comportarnos en situaciones en las que antes nos sentíamos desorientados. Perderemos el miedo a la inseguridad económica. Repentinamente, nos daremos cuenta de que Dios está haciendo por nosotros lo que no éramos capaces de hacer por nosotros mismos". Esas promesas se han hecho realidad. Los arrepentimientos que tengo son por lastimar personas a lo largo del camino, aunque sin saber cuánto en ese entonces.

La recuperación también me ha dado una visión de eso, reconociendo como mis hijos lidiaron con su propio dolor. Roberto ocultaba su dolor con éxito y Carlos con el abuso de sustancias.

Mi esposo, quien todavía vivía en California, comenzó a enviarme cocaína y metanfetaminas por correo.

Empecé a venderlas a la gente que había conocido en Pittsburg.

No podía soportar estar sola. La única manera de deshacerme de la soledad, de la culpa y de la vergüenza era bebiendo y usando más drogas.

Roberto y Carlos me necesitaban. Yo no podía ser la madre que ellos necesitaban. Lidié con mi dolor de la única manera que yo sabía: bebiendo y drogándome más.

Llegué a conocer el círculo de personas que estaban involucradas con las drogas en Pittsburg. Bebí en exceso. Cada noche cuando terminaba de trabajar, me rodeaba de personas que eran mis amigos de "usar drogas".

Evité a mi familia. Estaba tan avergonzada en lo que me había convertido. No podía detener lo que estaba haciendo.

La adicción es de esa manera.

CAPÍTULO 4: LA LUCHA

Liza

Mi vida seguía empeorando y empeorando. Intenté volver a la universidad.

Intenté encontrar algo de mí que me hiciera sentir bien. Parecía que a nadie le importaba. El ser una persona sin valor era devastador, el dolor emocional fue más severo.

El alcohol y las drogas que estaba usando para ocultar el dolor me fueron llevando al fondo lentamente.

Me resultaba cada vez más difícil funcionar bien con todo lo que estaba sucediendo en mi casa. Mis amigos de drogas entrando y saliendo a todas horas del día y la noche. Era agotador.

Mis preciosos hijos estaban viviendo en un mundo de riesgo y caos. Mi vergüenza sólo se hizo más profunda por mi negación de algún problema. Razoné que siempre he sido capaz de pagar mis cuentas y de cuidarme, así que todo estaba bien. Incluso tenía un coche. Las únicas personas que no miraban mi disfunción eran aquellas con las que me drogaba.

Roberto y Carlos eran daños colaterales.

La vergüenza se refleja en los rostros de los hijos que amas y en las acciones de los miembros de tu familia que se aferran a la esperanza de que algo, cualquier cosa, tocará tu vida y detendrá la locura de la adicción progresiva. Ciertamente, siento que allí es donde estaban mi mamá y mi papá. Mirando ahora hacia atrás, me doy cuenta de que estaba sorda y ciega con mis hijos. Era una madre terrible.

Mi esposo y yo nos divorciamos y me encontré en una nueva relación con alguien que bebía tanto como yo. No me juntaba con alguien que no bebiera ni usará drogas. No quería que me interrogaran. Si lo hacían, los sacaba fuera de mi círculo. No permitía a ninguna persona sobria.

Todo el tiempo que estuve con mi nuevo novio, Esteban, me comparaba con él y pensaba, "No estoy tan mal". Él estaba más avanzado que yo, porque él se levantaba en la mañana y empezaba a beber. Yo no; yo me esperaba hasta la noche. Esteban no tenía trabajo. Yo trabajaba todos los días en el bar. Comparándome con él me hacía sentir mejor.

Una noche, Esteban destrozó mi coche y yo me enojé mucho con él. Le di un ultimátum.

Tenía que ir a tratamiento o tenía que salir de mi vida.

Pensé que, si yo podía dejar de beber durante dos semanas, entonces eso probaría que yo no tenía ningún problema.

Esteban era el del problema. Hacia el final del tratamiento de Esteban, yo iba a visitarlo durante el día de visita familiar, apestando a alcohol del día anterior. La consejera me decía, "Debes de ver tu problema".

Y pensé, "¿Mi problema?" Me enojé mucho con mi novio y le pregunté si había estado hablando de mí en el centro de tratamiento.

Cuando Esteban dejó el tratamiento, trató de mantenerse sobrio. Él tenía un patrocinador y estaba haciendo lo que se suponía que debía hacer, pero yo seguí bebiendo y usando drogas. Recuerdo pensar, "No puedo esperar para que se vaya a una reunión de AA". Empecé a esconder y a meter bebidas y drogas en la casa sin que me viera. No lo estaba engañando en lo absoluto.

Fui a mi primera reunión de AA en la víspera de Año Nuevo con Esteban. Recuerdo pensar, "Este es un gran lugar para estas personas".

Sin embargo, no veía cómo había progresado mi propia enfermedad. La negación es un síntoma poderoso de la adicción. La negación te dice que puedes dejarlo en cualquier momento que quieras.

A lo largo del camino, seguí creyendo que mi periodo de dos semanas de sobriedad era la prueba de que no tenía un problema. Seguí bebiendo.

La parte egoísta de mi esperaba que Esteban me acompañara a beber otra vez.

Un día llegué a mi casa y él estaba actuando muy extraño. A la mañana siguiente cuando desperté, él estaba borracho y drogado. Esteban había recaído después de cinco meses.

Mis hijos estaban en casa, así que todos salimos a conducir por Pittsburg y por las afueras de la ciudad. Él siguió bebiendo y se puso violento. Mientras yo conducía por el camino, él golpeó y rompió el parabrisas con su puño.

Le dije que nuestra relación había terminado. No viviría con el abuso y el terror por segunda vez.

Esteban empacó sus cosas y salió de mi vida, esto lo empezó a llevar cuesta abajo; yo no tenía el poder para detenerlo.

A pesar de que nuestra relación había terminado, teníamos el mismo círculo de amigos y ocasionalmente nos encontrábamos. Unas cuantas veces, en momentos de debilidad, Esteban pasaba la noche conmigo. Creo que eso le dio una falsa esperanza de que reanudaríamos nuestra relación.

Esta relación intermitente continuó durante varios meses, hasta que me involucré con un hombre que mi hermana me presentó. Hasta el día de hoy, se disculpa por eso.

Inmediatamente tuvimos una atracción, un magnetismo animal. Recuerdo pensar, "¡Este tipo tiene un coche y un trabajo!"

Normalmente las personas con las que salía no tenían ninguno de los dos.

Nuestra relación era emocionante y electrizante y salimos por un tiempo muy corto antes de casarnos.

El nombre de mi segundo esposo era Miguel.

Miguel acababa de salir de la cárcel antes de conocernos y estaba en libertad condicional.

Al principio, empezamos a usar drogas juntos y las cosas

se pusieron muy mal. No hubo abuso físico, sino un horrible abuso emocional.

Durante ese tiempo, hubo mucha infidelidad de su parte, lo cual fue muy doloroso para mí. Me sentí avergonzada.

La culpa es un sentimiento de que hice algo mal y saber qué puedo hacer algo al respecto, pero la vergüenza es un sentimiento de que hay algo mal en mí, que tengo fallas y defectos.

La vergüenza era incapacitante y sólo pude disolver ese sentimiento bebiendo y drogándome más.

Dos meses después de casarme con Miguel, los padres de Esteban tocaron a mi puerta.

Esteban se había suicidado.

Después de que el shock desapareció, llego la culpa. Todo esto era mi culpa. ¿Por qué había mantenido una relación con Esteban, dándole falsas esperanzas? Las decisiones en nuestras vidas afectan a otros.

Yo creí que si yo hubiera dejado de beber él no habría recaído. Su muerte fue totalmente mi culpa.

Mi vergüenza y los comentarios de los padres de Esteban me mandaron el mismo mensaje. El profundo dolor, la vergüenza y el pesar me convirtieron en un desastre emocional.

Tratando de lidiar con la muerte de Esteban y mi esposo infiel, Miguel, empecé a beber y a drogarme más y más para adormecer el dolor emocional.

Comencé a salir de fiesta todas las noches. Estaba poniendo a Roberto y a Carlos en situaciones peligrosas y lastimando a los miembros de mi familia.

Mi mamá y mi papá estaban tan preocupados por mí. Incluso vinieron a Pittsburg para intervenir. Recuerdo pensar, "¿Qué es lo que piensan que esta tan mal?" Tengo trabajo, pago mis facturas. No esta tan mal, "¿Por qué piensan que esta tan mal?"

Yo estaba bien, pero eso es de lo que se trata la negación.

Luego todo se fue para abajo. Las cosas empeoraron. Irónicamente, no para mí. Yo vivía en la Calle Negación en un apartamento sucio cerca de Walmart.

El oficial de libertad condicional de Miguel le dijo que tenía que ir a tratamiento. Miguel se rehusó, a menos que yo fuera con él. Yo tenía miedo de que terminara en la cárcel si yo no fuera al tratamiento también.

Así de loco estaba mi pensamiento.

Yo fui, pero no fui por mí. Yo fui al tratamiento para cuidarlo. En mi mente, yo NO era una adicta.

Mi vida llena de tragedias, mantuve mis manos delante de mis ojos, sin contemplar el costo de la adicción en mi vida.

Estaba conduciendo por la vida a oscuras con las luces apagadas... El abuso de Juan, el suicidio de Esteban, las infidelidades de Miguel—acontecimientos horribles que nunca igualé a mi propia adicción.

Yo estaba bien, no tenía ningún problema.

Yo fui al tratamiento con Miguel porque el necesitaba ir.

Con una verdadera costumbre de adicto, ya estaba pensando en conseguir mi primera bebida tan pronto como saliéramos.

CAPÍTULO 5: TOCANDO FONDO

Liza

La primera semana que estuve en tratamiento, dormí mucho. Me levanté y fui al grupo de terapia. Miguel había estado durmiendo con otras mujeres en el centro de tratamiento, así que le pidieron que se fuera. El personal de la unidad quería que yo me quedara.

Les dije que yo no me iba a quedar, que sólo vine por él. Empecé a empacar mis cosas y le dije a Miguel que me iba con él. Me dijo que ya tenía quien lo iba a llevar y que yo buscara quien me llevara.

Empaqué rápidamente y corrí a la entrada en pánico. Me estaba apresurando para que no me dejara.

Llegué hasta el final de las escaleras enfrente del centro de tratamiento justo a tiempo para verlo irse con su novia. Me dejó parada allí. Me quedé llorando por todo el dolor, el abandono y el rechazo que sentía. No tenía ni una moneda para llamar a alguien. Me derrumbé y oré. Finalmente, me prestaron una moneda, llamé a una amiga, y me fui a casa.

Ahora pienso en lo codependiente que era. Cualquiera que diga que esto no es una enfermedad sentimental está en negación y no ha progresado lo suficiente. Es una enfermedad tan emocionalmente dolorosa.

Finalmente había tocado fondo. Me quedé parada afuera del centro de tratamiento, viendo a mi esposo alejarse con su novia, me sentí tan vacía y sola.

Volví a casa y lloré hasta dormirme, con una Biblia sobre mi corazón.

Estaba agotada, despedazada y sola, con una pesada carga de dolor. Un dolor profundo que se convirtió en enojo y luego en resentimiento. Toda mi decepción se volvió hacia adentro, señalándome directamente a mí.

Por fin me había convertido en la persona rechazada, abandonada y sin valor que siempre había compadecido y que tenía tanto miedo en convertirme. Estaba muerta, emocionalmente.

Yo no tenía ningún concepto de la enfermedad que sufría, ni de la esperanza que traería la recuperación.

Mi autosuficiencia se había convertido en insuficiencia.

Ni siquiera tenía dinero para comprar comida. Busqué alrededor de la casa, en los cojines del sofá y debajo de los muebles, esperando encontrar monedas para comprar algo de comida. Después caminé a Walmart en una tormenta de nieve para traer comida.

Mientras caminaba de regreso, me hundí hasta las rodillas en la desesperación. Las lágrimas ya se habían secado. Pensamientos comenzaron a girar a través de mi cabeza. "Siempre he tenido un coche. Siempre he sido capaz de cuidar de mí misma. Ahora mírame, he caído tan bajo, a lo más bajo que se puede caer".

No vi forma de salir del desastre que era mi vida. Estaba en un lugar de rendición. Soy tan afortunada de no haber muerto.

Demasiado hambrienta, demasiado sola, demasiado cansada... y totalmente impotente sobre mi adicción, no tenía más que dar. No tenía más esperanza y no tenía más deseos de seguir adelante.

Hasta aquí llegué.

En ese momento de silencio, con mis rodillas en la nieve recién caída, me di cuenta que debía rendirme para poder reclamar mi vida.

En ese profundo silencio, mientras me rendía, tuve una realización de un poder superior.

No sabes cuánto necesitas la claridad espiritual hasta que es todo lo que tienes.

Hay otra promesa en el Libro Grande de Alcohólicos Anónimos que dice, "Independientemente de lo bajo que hayamos llegado, veremos cómo nuestra experiencia puede beneficiar a otros, y rezo para que reciban este regalo en esta reunión abierta esta noche".

Empecé a pensar en lo que había aprendido en la escuela dominical. Tenía semillas plantadas porque mis abuelos eran muy fieles cristianos.

Ellos me habían llevado a la iglesia durante toda mi infancia y yo los había visto orar y servir al Señor. Siempre supe que Dios estaba allí, pero sentí que había algo mal conmigo y que no podía ser amada.

Fue un momento en mi vida en que estaba tan abajo que al único lugar que podía mirar era hacia arriba. Tuve la creencia de que mi vida había cambiado, así que llamé a mi hermana menor quien también es una fiel cristiana y la dejé entrar en mi vida. Ella vino a mi casa y oró conmigo. Ella me amaba y me aceptó.

Mi familia estaba preocupada por mí; así que ella llamó a mi papá y ellos también oraron por mí.

Ella dijo que cuando estaba orando tuvo una visión. "Yo te vi en aguas profundas y estabas dando vueltas de un lado a otro a través de esas aguas". Ella continuó, "Vi que la mano de Dios se extendía desde el Cielo y te sacaba de esas aguas y Él te ponía sobre una roca".

"Estabas parada sobre la roca y le dije a mi papá que ibas a estar bien". Todos sabíamos que era mi adicción en la que me estaba ahogando.

Me reflejé en la visión de mi hermana y poco a poco mi vida comenzó a cambiar. Los primeros pasos de Alcohólicos Anónimos cobraron vida mientras me rendía.

Mis padres no sabían que había dejado el tratamiento

hasta que mi hermana les dijo. Se aparecieron en mi casa y papá intentó convencerme de que regresara al tratamiento y le dije que estaría bien sin eso.

Mi padre sacó a mi hijo Carlos y le preguntó, "¿Te gustaría que tu mamá regresara al tratamiento?" Carlos dijo que sí. Fue entonces cuando me di cuenta de que eso era una cosa a la que nunca le presté mucha atención, a lo que mis hijos querían o necesitaban. Fue entonces cuando tomé la decisión de regresar.

Mi héroe de guerra caído que ayudo a salvarme, mi Carlos.

"¡Te dije que tenías un problema! ¡Siempre has tenido un problema!" gritó mi madre con enojo desde el otro lado de la mesa.

Vi que mi padre le dio un ligero codazo por debajo de la mesa. Le dijo a mi mamá que ellos iban a cuidar a mis hijos mientras yo estaba en tratamiento. Podía ver que ella realmente no quería. Ahora entiendo que ella no tenía percepción de qué hacer enseguida.

Volví al tratamiento al día siguiente.

Esta vez, fui por mí misma.

PARTE II: FAMILIA

CAPÍTULO 6: SALVANDO A CARLOS

"Las grandes batallas se ganan en la mente", Liza se repitió a sí misma mientras conducía al trabajo. El viaje en coche por el camino rural de Fort Scott a Girard no era largo. No había tráfico y eso le gustaba. El viajar diariamente le daba ese tiempo para pensar. De pensar en su propia recuperación; y en lo que iba a lograr ese día en el Centro de Tratamiento de Adicciones de SEK.

Liza estaba agradecida por su recuperación. Las últimas cuatro semanas habían sido emocionalmente agotadoras. El pasado siguió perturbando el presente.

"Estás tan enferma como tus secretos", le había dicho una amiga de Liza anoche en una reunión abierta de Alcohólicos Anónimos. Liza había sido invitada a contar su historia antes de que Carlos desapareciera.

Cumplió con su obligación de hablar en la reunión abierta; sin que la respiración volviera completamente a sus pulmones o el dolor en su corazón se alejara mientras ella oraba por el regreso seguro de Carlos.

Carlos podría estar muerto. Las drogas y el alcohol pudieron haberle causado que perdiera el conocimiento. Carlos estaba oficialmente desaparecido.

En la reunión abierta de AA, el cuerpo delgado y fuerte de cinco pies y dos pulgadas de Liza se había mantenido alto y orgulloso durante toda la presentación. Hacia el final de su largo discurso, su voz grave había sido más seca de lo normal.

Ella habló en el nivel más alto de la verdad. Ella contó la historia de su vida y las lecciones aprendidas. Habían pasado más de quince años desde ese día frío que se había arrodillado en la nieve. En ese momento espiritual, los primeros tres pasos de Alcohólicos Anónimos cobraron vida en su rendición.

Hoy, su vida nuevamente se había vuelto inmanejable debido a la adicción progresiva de su hijo, Carlos. Su comportamiento adictivo había vuelto a mostrar a Liza lo impotente que era.

El Centro de Tratamiento de Adicción de SEK había sido una bendición para ella. Establecido en 1991, le ofreció una oportunidad para pagar al mundo de la recuperación por el regalo de su propia vida. Más de una década en recuperación, ella todavía veía la recuperación como un regalo. Ella trabajaba su programa todos los días. Esas lecciones de vida expresadas con el corazón son dones poderosos que sanan a los demás. Ella había trabajado de administradora de casos a consejera, después a una supervisora, más tarde a una líder de equipo y ahora el puesto de consejera principal, lo cual había sido durante los últimos cinco años.

Su participación en la atención directa al cliente había disminuido, aunque ella todavía aconsejaba los días de familia. Los días de familia eran muy importantes para ella. Liza trataba de

darles información a los miembros de la familia. Los adictos son muy destructivos para la vida familiar.

En una reciente confrontación mientras estaba borracho, Carlos había agredido a su suegro, José. Luego se fue de la ciudad aturdido en una borrachera llena de drogas. Carlos había desaparecido.

Durante varias semanas, Liza había tenido problemas con la reciente muerte de su ex esposo, Juan. Después Carlos desapareció, completamente fuera del mapa.

Estaban pasando tantas cosas en su vida. Juan, que vivía en California, se había suicidado o lo habían asesinado. Eso envió trauma a un hombre ya trastornado y adicto a los opioides: a su hijo, Carlos.

Ella se negó a permitir que la muerte de su ex esposo y el problema con su hijo pudiera consumirla. Ella debe hacerles frente a sus responsabilidades hoy, como todos los días. Ella debe sacar los pensamientos negativos de su mente.

Ella en cambio decidió contemplar la felicidad en su vida;

el reciente nacimiento de su nieta, Emma. Las presiones de la vida, una bebé recién nacida y la muerte de su padre estaban causando que Carlos se derrumbara.

Se automedicaba para hacerle frente a una lesión en el servicio militar y su adicción al alcohol había progresado rápidamente.

Lo difícil ahora era entrar al centro de tratamiento y hacer su trabajo. Mientras daba la última vuelta, pasando el hospital en la parte trasera del campus, vio una patrulla del alguacil. Esto no era un evento poco común de ver en la instalación.

A menudo, los pacientes eran llevados a las instalaciones de tratamiento de abuso de sustancias por los oficiales. A veces eran transferidos a la cárcel y de la cárcel.

Hoy, solo había algo sobre ver una patrulla que le traía temor a su corazón.

Estacionando su coche y saliendo, Liza alcanzó su maletín. "Las cosas van a estar bien", se recordó a sí misma. "Las cosas van a estar bien", ella pensó mientras empezó a caminar hacia el edificio.

Un ayudante del alguacil, Jesús Rodríguez, se bajó de la patrulla. Jesús era el hermano de su ex esposo muerto. Él era un hombre grande en uniforme completo, con pistola, pistola paralizante y chaleco antibalas, haciéndolo parecer más grande de lo normal.

Sus puños estaban cerrados en sus costados mientras se apresuraba hacia ella y Liza no pudo evitar pensar, "¿Cuál es su maldito problema de alcohólico abstinente ahora?" Jesús había renunciado al alcohol hace mucho tiempo, pero no tenía serenidad. Siempre estaba listo para pelear. Sus resentimientos hacia Juan y Carlos eran profundos.

Liza sabía que a veces había sido una pésima madre. La lucha y el dolor de aquello parecía ir y venir. Ciertamente, ayudar a otros había ayudado a sanar algunas de esas viejas heridas.

Al estar frente a frente de Jesús y su gran figura tan temprano en la mañana trajo de regreso mucho miedo y ansiedad. Jesús culpaba a ella y a Juan de los problemas de Carlos. Con ocho años entre ellos, Jesús y Juan a pesar de todo se parecían mucho. Podrían haber sido gemelos.

Esa sensación a nivel del estómago de abuso conyugal, vulnerabilidad y desprecio a los hombres inundaron a Liza y la detuvo en seco.

"Tenemos a Carlos", él gritó a 15 pies de distancia mientras caminaba hacia ella. "Tenemos a tu hijo".

El hombre siempre parecía estar preparándose para una pelea. No había necesidad de eso ahora. Liza había tratado de asumir la carga de criar a Carlos y a su hermano mayor Roberto por sí misma. Ella conocía sus fallas.

La sobriedad no le llego hasta que Carlos tenía doce años.

Roberto había establecido su propio camino. Él estaba teniendo éxito a pesar de la enfermedad de su mamá, pero Carlos no. Carlos estaba fracasando.

Ahora, Juan, el hermano de Jesús, estaba muerto.

Trayéndola de vuelta al presente, el ayudante del alguacil, Jesús, le gritó a Liza, "Carlos fue encontrado en una gasolinera en Independence, Missouri y nos lo mandaron en transferencia. Esa pequeña mierda está en nuestra cárcel ahora. Los oficiales de allá dijeron que estaba simplemente perdido. Salió la orden de la denuncia de asalto que hizo José, por lo que el Departamento de Policía de Independence lo detuvo para nosotros".

Liza pensó a sí misma, aquí viene esa actitud enojona de alcohólico abstinente otra vez. Jesús, no necesito tu actitud. No necesito tu basura. Sin embargo, Liza se quedó callada; Jesús estaba demasiado cerca y estaba tan grande. Además, ambos sabíamos que Juan y yo le habíamos fallado a Carlos.

Ella ya no se pudo quedar callada, "Jesús, Carlos es una persona enferma. Él necesita ponerse bien. Tiene una adicción y ha recaído. No es un criminal que necesite ser juzgado por ti".

Esto era su deber; así era como Jesús veía a los inútiles drogadictos. Así que, una vez más él estaba poniendo las reglas y confrontando a Liza. Jesús se sentía mal por Juan en muchos niveles. El perder a un hermano no era fácil. Jesús miró las decisiones que Juan había hecho en su vida, las drogas en su juventud, luego el casarse tan joven con Liza y tener dos hijos. Juan usó muchas drogas y vendió aún más.

Él había protegido a Juan tanto como pudo; tal vez demasiado. Jesús al ser el hermano mayor se había sentido como el padre de Juan. Jesús sintió una tristeza profunda cuando Juan

continuó destruyendo su vida.

Jesús se había convertido en la figura paternal cuando regreso de la Guerra de Vietnam. Jesús había sobrevivido la guerra y había vuelto a estar sobrio una vez que estuvo de regreso en los Estados Unidos. Él lo había guardado todo dentro de él y solamente lo encerró. Él había bebido mucho por un tiempo y luego solamente lo dejo. Para Jesús, esto creó a un borracho abstinente resentido.

Juan debería haberlo dejado también. Él nunca debió haber comenzado con las drogas. Él no tenía una guerra de la que intentara escapar. Juan se metía en constantes problemas. Jesús lo rescató. Su hermano lo frustró. ¿Por qué no se detuvo?

Le molestaba mucho que ahora también tenía que lidiar con Carlos, el hijo borracho de Juan.

¿Dónde diablos estaba Juan? Muerto.

Muerto en California de una sobredosis. ¿Tal vez un mal negocio de drogas? ¿Quién sabe?

A estas alturas, a Jesús ni siquiera le importaba. Toda su vida tuvo que cuidar adictos y estaba harto de eso.

No, no había serenidad en Jesús. Él estaba sobrio y eso era todo. Él era un alcohólico abstinente enojado y resentido.

Jesús dijo, "Liza, él sólo necesita madurar. Madurar".

Liza respondió, "Jesús, él no está tomando bien la reciente muerte de su padre. No importa lo que Juan era para ti o para mí, él seguía siendo el padre de Carlos. Él estaba ciego a sus fallas. Él perdió a su padre".

Jesús dijo, "Pues Roberto está bien. ¿Por qué Carlos no puede? ¿Tal vez pueda volver a la escuela o algo así?"

"Jesús, tú sabes que Carlos luchó desde que regresó de

Afganistán. Además, tiene una bebé recién nacida y él ya no tiene a su padre".

"Cierto, padre, esas son pendejadas". Jesús gritó.

"Liza, así están las cosas. Él andaba deambulando en su coche por una zanja cerca de Independence, Missouri. Lo tengo. No sé por qué lo querría, pero lo tengo. Y está murmurando cosas sobre estar en una misión del presidente. Creo que todavía se le están bajando las drogas o cualquier otra basura en la que estaba".

"Jesús, ¿Está a salvo?" "Pues, está encerrado".

Liza dijo, "Jesús, solo sigue los protocolos normales. Llama a alguien para que lo evalúe y trátalo como lo harías con cualquier otra persona".

"Bueno, hay un problema más, Liza. Él tenía una perra con él, una Labrador grande color marrón rojiza".

"Carlos no tiene una perra, Jesús". "Ahora sí la tiene y dice que es suya". "¿Dónde está esa perra ahora?"

"La perra está en la parte de atrás de mi patrulla y la llevaré a la perrera de la ciudad. Ellos tendrán que deshacerse de la perra allí".

"¡No te vas a deshacer de la perra! Yo lo solucionaré, Jesús, sólo dame la maldita perra". "Bueno, Carlos la llama Zoey, no Maldita", Jesús se rio de su propio chiste, "La etiqueta en su collar dice Rosie, puedes llamarle a la perra Maldita o lo que tú quieras, no me importa. De cualquier manera, tomas la perra o se va a la perrera. Carlos es un desastre Liza. Entre tú y mi hermano, ese chico está realmente jodido".

Liza pensó a sí misma, "¡No pude salvar a mi ex esposo y no puedo arreglar a mi hijo, pero estoy segura de que no voy a dejar que mates a la perra!

"Escúchame Jesús, si aparecen los dueños, solo diles dónde está la perra. Ahora me llevaré a la perra", dijo Liza.

Liza dijo, "Entre mi difunto ex esposo, mi propia lucha con la adicción y una guerra en Afganistán.   J e s ú s, si, Carlos está jodido".

Liza continuó, "De eso se trata la vida, de vivir contra las fuerzas en nuestras vidas. Jesús, no tienes que enojarte tanto, ni enfrentarte a todos. Entiendo tu punto".

Liza dijo, "Vivamos nuestras vidas lo mejor que podamos. Limpiemos los escombros de nuestra adicción. Jesús, ¿Qué tal si tratamos de curar a los que nos rodean? Espero que la vida sane a Carlos. Espero que la vida lo traiga de regreso. Le ha sucedido más en su vida, de lo que debería haberle sucedido en diez vidas".

Jesús dijo, "Bueno, necesitas hacer algo con él. Es escandaloso y peligroso".

"Como dije, Jesús", Liza respondió, "Haz que lo evalúen. Eso es todo lo que podemos hacer hoy. Ahora, si me disculpas, tengo una perra que cuidar y un trabajo que hacer".

CAPÍTULO 7: ENCONTRANDO A ROSIE

irando hacia atrás en el funeral de Juan el mes pasado, Liza no estaba muy segura de que la había obligado a ir. Su esposo Javier le había dicho, "Haz lo que necesites hacer". Javier confió en ella para saber mejor. Ella había volado a California buscando resolver su pasado. Ella necesitaba ordenar las cosas en su mente y decirle adiós a Juan, quien era el padre de sus dos hijos. Roberto, su hijo mayor, había ido con ella.

Roberto estaba terminando la universidad y había sido aceptado en la escuela de leyes.

Había razones por las cuales Carlos no había podido ir con ellos al funeral de su padre.

Emma acababa de nacer.

Por supuesto, Carlos no quería dejar a Clara y a Emma solas volando a California para el funeral de su padre. Clara y Liza pensaron que esa era la mejor opción.

Liza no tenía idea de que la muerte de Juan afectaría tanto a Carlos. El consumo de drogas de Carlos fue estropeado el año pasado por una multa por conducir bajo la influencia de alcohol, pero maldita sea, había estado sobrio por un tiempo. Ella pensó que él estaba mejor.

Liza se enfrentaba otra vez a arreglar la estructura y el tratamiento para Carlos. Esto no era solo su responsabilidad.

Ella había tenido la esperanza de que Juan asumiera la responsabilidad e hiciera algo. Ahora él estaba muerto. Él ya no podía ayudar a nadie. Carlos y Clara tenían una nueva bebé, ¡qué lío!

¿Qué locura era que ella se quedara con la perra? Ella estaba confundida, porque Carlos no tenía una perra. Agarrando a la perra por el collar, Liza pasó por delante de la recepcionista hasta su oficina, cerrando la puerta detrás de ella.

Soltando a la perra, se sentó en su silla y empezó a llorar. "Dios mío, ¿Cómo puedo lidiar con todo esto?" ella pensó, "Mi hijo está destruyendo su vida. Su negación es tan fuerte. De hecho, no puede ver claramente. Otra vez".

Como si entendiera lo que estaba pasando, Rosie acarició el muslo de Liza con su cabeza. Allí se quedó. Liza no se había dado cuenta que Rosie estaba con ella hasta ese momento. Ella abrazó a Rosie y Rosie se echó hacia atrás. "¿Dónde te encontró Carlos, Rosie?" dijo Liza mientras le rascaba detrás de las orejas. "Eres un encanto".

"Espero que nadie te reclame Rosie", pensó Liza, "Te necesitamos". Liza acarició a Rosie en la cabeza y le frotó las orejas.

La tranquilidad de Rosie se pasó a Liza.

En ese momento ella se escuchó a sí misma tomar respiraciones profundas.

Liza pensó, "No quiero violar las reglas de la compañía. No quiero violar la ética profesional. No quiero decepcionar a mi hijo. No quiero que Jesús trate a Carlos como mierda".

Se le salieron las lágrimas.

Entre más pensaba, más lloraba.

PARTE III: MUERTE

CAPÍTULO 8: LOS DEMONIOS DE CARLOS

Agosto 2011

Hace seis semanas, me dirigía hacia el sur. Una pelea a gritos con José, mi suegro, me había llevado a una apresurada salida. Mi destino era la casa de mi infancia. Después de la parrillada, me bebí una cerveza. Esa cerveza se convirtió en una borrachera sin fin. Tenía un largo camino por recorrer y no había mucho en que ocupar mi tiempo.

Los recuerdos de su ciudad natal y de su niñez comenzaron a pasar por la cabeza de Carlos como una película.

Mis mejores recuerdos eran de acampar y de nadar. Mi hermano mayor Roberto y yo pasábamos los veranos con mamá y papá.

Nos gustaba pescar en el lago. ¿Quién podría olvidar ese bote? El bote era enorme para dos niños pequeños. Roberto y yo pescábamos. Papá nos ayudaba. Nuestra perra Zoey, siempre estaba a nuestro lado. Esa perra podía nadar, buscar y recibir nuestro amor.

En mi familia loca, Zoey había sido una fuente de consuelo y seguridad. Ella comía, dormía y vivía a mi lado. Ella era mi amiga de confianza que nunca dijo un secreto y siempre estaba feliz de verme llegar. Zoey era alguien a quien podía abrazar, podía sostener y con quien podía hablar.

Yo estaba en constante interacción con ella. Zoey se despertaba conmigo, comía conmigo y dormía en mi cama por las noches. Con un beso de mi perra, mi vida era más fácil de sobrellevar. Al otro lado de ese lago, se podía ver por muy lejos. Cuando estábamos ahí afuera atrapando perca, era simplemente una de las mejores cosas que nos haya sucedido a mi hermano y a mí.

A menudo íbamos al lago Bone Creek los fines de semana. Mi mamá siempre estaba ocupada trabajando o pasando tiempo con sus amigas, drogada o demasiado borracha. Ella trabajaba los fines de semana como mesera en un café del centro de la ciudad, trabajando el turno del desayuno hasta las dos de la tarde.

Eso dejaba a mi papá a cargo. Él también estaba borracho la mayor parte del tiempo. Bebía una o dos cajas cada fin de semana. Budweiser era la prioridad número uno de papá. Conducir a casa del lago era complicado con un borracho. Roberto tenía que ayudar. Roberto mi hermano mayor conocía el camino, siempre llegábamos a casa seguros. Roberto se convirtió en el padre cuando papá se perdía en la borrachera.

El trauma de mi vida comenzó a inundarme de nuevo. Yo intenté pensar en los recuerdos felices. La mayoría de las tardes la casa estaba llena de gente ruidosa; los amigos de mis padres que llegaban. Mi mamá y mi papá se drogaban y se quedaban bebiendo con ellos toda la noche. Zoey me enseño como estar seguro durante las noches peligrosas.

Ahora, a la edad de 26 años, aquí estoy conduciendo en un aguacero en una noche de tormentas. Apenas puedo ver la carretera en frente de mí y el parabrisas está quebrado. La lluvia está cayendo como nunca. Tengo el corazón roto. Estoy enojado. Estoy encabronado.

Si, yo le di una patada a el parabrisas del coche. Yo agriete el vidrio. Le di una patada lo suficientemente fuerte como para hacer que el parabrisas se separara.

Me dijeron que necesitaba irme de la ciudad. "Aquí, no queremos a los de tu clase", dijo el oficial. "¿De qué clase es esa?" pensé. ¿Tal vez pensaron que estaba drogado? No, esta vez solo borracho con whiskey.

La lluvia empezó a caer. Una lluvia fuerte con truenos retumbantes y relámpagos brillantes. Esto iluminó todo el cielo nocturno. Emocionalmente vacío, traté de llamar a Roberto. No respondió. Seguí conduciendo.

Un hijo de puta me tocó la bocina. Yo le grité, "¡Fíjate por dónde vas, idiota!"

No puedo creer que mi esposa Clara me enviara un mensaje de texto. "¿Dónde estás?" Decía el mensaje, "Estoy preocupada".

"Esa perra", pensó Carlos.

Carlos dijo, "¡Emma no es hija de José, Emma es mi hija, maldita sea!"

El padre de Clara, José, siempre se está metiendo. Él está sobrio. Así que él piensa que él es mejor que yo. Estoy tan enojado con Clara por echarme. Los fuertes golpes de la lluvia en el parabrisas me sacan de mis pensamientos nuevamente. Que lluvia tan fuerte.

Perdí mi teléfono. Que mala suerte, me hubiera encantado poner esto en Facebook Live.

¡Nadie me creería tal aguacero!

Esta carretera esta angosta. Los faros de mi coche parecen empañados. Un viaje en una noche oscura. Está lloviendo y todavía tengo un largo camino por recorrer.

Puedo conseguir un cuarto barato en un motel en Louisburg. Un motel apareció a la vista.

El lugar se miraba bien.

Llegué y entré en el lobby. El lugar olía húmedo con sus viejos muebles empolvados y su alfombra sucia y desgastada.

Al presionar el timbre, el sonido opaco hizo salir a un hombre con sueño. Me miro con ojos críticos. El empleado del motel dijo, "Aquí no queremos a los de tu clase".

¿Qué? ¿De verdad dijo eso? Dos veces en una hora. Sólo tomé una cerveza, "¿Drogas?"

Bueno... no recuerdo haber tomado ninguna.

Me paré bien y le hablé de una manera respetable. "¿Me puede dar una habitación?"

De debajo del mostrador, el empleado sacó una pistola.

Parece que podría tener experiencia en deshacerse de los

de mi clase. "Ya terminé, ya me voy", le aseguré.

Puse mis manos arriba y las palmas hacia afuera para demostrarle que no quería hacer ningún dañó. Me fui.

Regresé a mi coche y continué mi viaje hacia el norte.

Hombre, esa pistola era aterradora. Todos los pensamientos de la pistola se olvidaron rápidamente, ya que la oxicodona que acababa de tomar empezó a hacer efecto. ¡Y mierda, sí que estaba drogado!

No estaba equivocado. ¡Había hecho esto antes de que Emma naciera y Clara lo sabía! Ella sabía que me gustaban las fiestas.

Antes de que tuviéramos a Emma, ¡ella solía ir de fiesta conmigo! Los niños no impiden que la gente se drogue. Toda mi infancia es prueba de eso.

A medida que avanzaba, la lluvia torrencial sobre mi coche me arrulló en recuerdos de mi niñez.

Mi Dulce Zoey, quien siempre dio tan desinteresadamente con su presencia calmada, su amabilidad y su lealtad.

Una vez le dije a Zoey que quería ser un doctor de perros. Le hablé, creyendo que ella me entendía. Que ella quería que yo fuera una persona respetada por la gente. Yo pensaba que era el protector y el héroe de Zoey. El día que la mataron, descubrí que solo era un niño vulnerable.

En un mundo de drogas, alcohol, negligencia y violencia, Zoey era mi mejor amiga. Un profundo enlace de amor nos unió.

Esa tarde todavía me llena de una rabia absoluta. La seguridad y protección de tener a Zoey en mi vida había terminado.

Una noche, cuando mi papá vino de California, llego a la casa para vernos a Roberto y a mí. La visita comenzó siendo divertida con juguetes nuevos. Entonces Mamá y él comenzaron a gritarse y a pelear. Al salir, papá azotó la puerta. Aceleró su motor, chilló sus llantas, señalando su salida. Luego se escuchó un golpe y un aullido agudo horrible, seguido de muchas maldiciones.

Recuerdo haber corrido alrededor del automóvil para recogerla. Mi Zoey. Ella estaba aplastada. Mi papá había pasado completamente sobre la parte de en medio de su cuerpo. No había esperanza. Ella moriría allí en mis brazos. Mientras sostenía su cálido cuerpo cerca del mío, la escuché respirar despacio. Yo no era su héroe; ella era mi heroína. Yo no era su protector; ella me protegía. "Lo siento mucho", es todo lo que pude decir. Una y otra vez, "Lo siento mucho".

La abracé hasta que mis lagrimas se secaron y hasta que ella estaba fría. Mamá colocó un espejo junto a su nariz, "Ella no está respirando hijo".

"¿Dónde está papá?" Le pregunté. Ella dijo, "Se fue".

Pregunté, "¿Alguien me ayudará con mi perra?" Roberto dijo que él lo haría.

Un fuerte sonido me trajo de vuelta. ¡Alerta borracho!

Seguí deseando que Roberto llamara. Estoy tan borracho. Perdí mi teléfono.

Después de que Zoey muriera, las cosas simplemente cambiaron. Aquellos años estaban tan llenos de ira y de interminables discusiones. Parecía que mamá y papá nunca dejaban de pelear. Mi mamá estaba enojada todo el tiempo. Mi papá nunca estaba. Él viajaba mucho a la Costa Oeste y luego su divorcio fue final. Nunca estaba sobrio. No le puse mucha atención en ese momento. Sus viajes se hicieron cada vez más largos, hasta que rara la vez lo miraba.

Últimamente, los pensamientos sobre mi padre parecen estar constantemente en mi mente. Hace dos meses, la policía llamó a mamá y le dieron la noticia de que mi papá estaba muerto. Debe haber sido un trato de drogas que salió mal o una sobredosis. Realmente no lo sé. Mamá está tan callada acerca de su muerte.

Yo quería volar a California, pero mi mamá y Clara dijeron que no. Emma acababa de nacer y necesitaba de mi ayuda. De todos modos, no podía hacer nada por mi papá.

Lo extraño.

Sabía que vendía drogas. He oído a mamá hablar de esos días. Estos últimos meses han sido tan difíciles. Me sentía como si no tuviera alguien a quien recurrir.

Mi hermano, Roberto, todavía no contesta su teléfono.

Después de mi paso por Afganistán, mi vida era simplemente horrible. Todo empezó a irse cuesta abajo. Incluso, tengo una lista de mi dolor, de mi pena y de mi vergüenza. Escribí la lista cuando estaba en tratamiento para pacientes externos en el Hospital de Veteranos en Wichita. Ese tratamiento funcionó por un tiempo.

Había dejado los opioides y la bebida antes de que Clara quedara embarazada con Emma.

Entonces perdí a mi padre y el sueño recurrente de la niña perdida comenzó de nuevo.

Para adormecer el dolor y lidiar con la pena, empecé con sólo unos tragos. A esos tragos les añadí opioides. Eso creó más estrés.

Tener a una recién nacida en la casa se sumó a la abrumadora sensación de que había perdido el control de mi vida. Clara se enfadó cada vez más conmigo. Siempre gritándome para que ayudara, hasta que eventualmente se alejó.

Me sentí tan perdido, herido, solo y confundido. Ahí es cuando mi vida tomó una verdadera caída. El momento decisivo, el cual me gustaría poder regresar y hacer de nuevo. Golpeé a José, mi suegro.

Con Clara retirándose de mi vida y llevándose a Emma con ella, empecé a concentrarme en las instrucciones del presidente de los Estados Unidos. Un soldado en una misión esperando órdenes, soy un Médico del Ejército entrenado y mi servicio a este país es altamente respetado. He ganado medallas.

Empecé con los opioides. Seguí soñando con esa evacuación. Solo sigo buscando a esa niña una y otra vez. Me levanto y no puedo encontrarla debajo del soldado. Ese sueño, ese sueño recurrente, no tiene fin.

El presidente me había seleccionado para formar parte de la misión de recuperación. Estoy listo para irme; sólo estoy esperando la llamada al deber. Es por eso por lo que hay un problema aquí. Si comienzo los opioides de nuevo, no estaré listo. Los llamé mis días de whiskey y noches de opioides.

Honor

"Un soldado es alguien que, en un momento dado, escribió un cheque en blanco hecho pagadero a los Estados Unidos de América por un monto que incluye hasta su vida".

-Autor Desconocido

CAPÍTULO 9: TELARAÑA

Agosto 2011

E s la mañana del primer día en la cárcel del Condado de Jackson. El oficial me está llevando a algún lugar para pensar con más claridad,

¡Que se jodan!

Tengo un fuerte sabor a vómito en mi boca y mi cabeza... mi cabeza se siente como si alguien la estuviera usando como pelota de baloncesto.

Me siento horrible.

Estoy teniendo problemas para pensar exactamente lo que el presidente quiere que haga.

Posiblemente, otro desastre, como el tornado en Joplin, Missouri hace unos meses.

Esta vez, intentaré asegurarme de que los Servicios

Médicos de Emergencia del Condado traigan más bolsas para cadáveres. Deseo poder olvidar. Ese nivel de destrucción tan cerca me recordó a un tiroteo en una ciudad en Afganistán.

Hubo más de ciento sesenta almas perdidas en el tornado de Joplin. Mis nervios están al borde. El presidente me ha elegido para otra misión.

"No, no puedo comer", le dije al oficial, "Acabo de vomitar. ¿No me has oído?"

"¿He mencionado que mi cabeza se siente horrible? Como si alguien la estuviera rebotando. Oh, Dios mío, ¿Qué pasó anoche?"

Mi desintoxicación es peor que nunca esta vez. "Soñé que estaba sosteniendo a Zoey". Me desperté al escuchar unos golpes en la puerta de mi celda de desintoxicación. ¡Los golpes eran tan fuertes!

El oficial gritó, "¡Pará de gritar muchacho!" Toda mi ropa y mi cuerpo estaban empapados de sudor y yo estaba acurrucado en posición fetal.

El oficial me preguntó, "¿Por qué estás gritando?"

Mojado y con frío, no respondí. Mi corazón latía como si fuera a salirse de mi pecho. Me quedé allí y no respondí.

Esa muerte cruel estaba repitiéndose en mi cabeza.

El oficial exigió, "Cállate muchacho, para no tener que volver a ver cómo estás". Carlos dijo, "Soy un veterano y necesito asistencia médica".

El oficial informó, "Te recogimos en una orden de arresto. No vas a ir a ningún lado. Agrediste a alguien en el Condado de Crawford. ¿Recuerdas eso? ¿Recuerdas quién era? ¿El reporte dice que a alguien llamado José?"

Carlos se sentó allí temblando.

Luego el oficial dijo, "No tienes opción amigo. Serás

transportado a la Cárcel del Condado de Crawford".

No recuerdo nada. Si pudiera, inventaría algo para explicar esto.

Alcanzo a recordar algo, ¿Choqué mi coche? Estoy recobrando la memoria; un montón de basura y una ventana del coche rota. Necesito sentarme aquí hasta que entienda esto. Recuerdo la carretera. Recuerdo la tormenta. Recuerdo que el coche giró y se detuvo en una zanja. No pude mover el coche de la zanja. Luego ¿Apareció Zoey?

Oh mierda, Clara me corrió. Maldición, algo había sucedido con su padre, José.

¿Le pegué? ¡Seguramente no! José es un imbécil la mayor parte del tiempo, pero es el padre de Clara.

"Carlos, la secretaria de la cárcel quiere hablar contigo en media hora. Límpiate y alístate", me dice un oficial.

Me siento tan mal, sólo quiero morirme. Van a hacer algo conmigo y ni siquiera sé lo que hice. ¿Por qué todavía no he sido liberado? Oh, Dios mío, ¡Qué desastre!

Apenas puedo moverme.

Había desperdiciado lo que Clara había dicho era mi última oportunidad.

"Carlos, la secretaria de la cárcel te vera ahora. Tendrás que quedarte esposado hasta que te dejemos ir", instruyó el oficial.

"¿Puedes aflojarme las esposas un poco? Mis brazos todavía están adoloridos de anoche. De hecho, me duele todo el cuerpo".

"Estoy sorprendido de que estés vivo", dice el oficial.

"Sr. Carlos Rodríguez, anoche estabas absolutamente borracho. Eras un lío desagradable.

Algo se hará contigo. Agrediste a un tipo en Pittsburg, Kansas".

No hubo comentario de mi parte.

La secretaria de la cárcel me dice que me transferirán a desintoxicación segura en la cárcel del Condado de Crawford y que hay una orden de arresto por un cargo de agresión. Me están acusando de conducir bajo la influencia lo cual dejó mi coche en una zanja.

Mientras le preguntaba a la secretaria que sucedería enseguida, recordé que el presidente tiene una misión para mí. Informarle de esto a la secretaria de la cárcel parece no impresionarla como yo había esperado.

La secretaria mueve su cabeza para un lado y me pregunta, "¿El presidente?"

"Si, el presidente de los Estados Unidos, tengo una misión en recuperación de desastres. Estoy esperando órdenes", dijo Carlos.

La secretaria respondió volteando los ojos hacia arriba, "Haremos que alguien hable contigo. Apunte la misión como me dijiste, palabra por palabra".

"Estupendo", Carlos responde.

La secretaria luego dice, "Yo creo que necesitas ser evaluado. Recomendaría seriamente que dejes esa cosa, muchacho".

"Te vamos a llevar a observación de desintoxicación".

El oficial me pone las esposas para irnos al Condado de Crawford. Nunca es fácil meter la cabeza en la patrulla con las manos detrás de la espalda. Me he golpeado la cabeza más veces de las que quiero admitir. Aquí voy de nuevo.

Viajé con el oficial por un par de horas. Cuando llegamos a nuestro destino, me di cuenta de que había estado aquí antes.

"Carlos, bienvenido de nuevo a la desintoxicación de la cárcel del Condado de Crawford", me susurré a mí mismo. "Ponte cómodo".

"Por aquí a la sala de admisión, Carlos. Siéntate aquí", dijo el oficial mientras le entregaba mis papeles a un empleado de admisión.

Mientras me siento allí, me preparo mentalmente para la misión de recuperación de desastre del presidente. Mis instrucciones militares imaginarias comienzan.

El empleado de admisión lee de mi archivo.

Carlos Rodríguez, edad 26 años, nacido el 21 de noviembre de 1984 en Pleasanton, Kansas.

Madre, Liza Fernández, Padre, Juan Rodríguez. Alcohólico y adicto en recuperación sus tratamientos anteriores están registrados aquí.

Baja honorable de la Corporación de Servicios Médicos de los Estados Unidos, regresó a su ciudad natal para trabajar para el EMS del Condado de Crawford después de su despliegue en Afganistán.

Ha recibido, "Medallas de la Marina y Cuerpo de Marines, de las Campañas en Afganistán y de Corazón Púrpura".

El sujeto reporta primer uso de sustancia que altera el estado de ánimo

alrededor de los 12 años y contin-
uando en el tiempo que sirvió como
Medico del Ejército.

La madre del sujeto es la Consejera
Principal en el Centro de Tratamiento de Adicción SEK en el sureste de
Kansas. El sujeto tiene un miembro de
la familia, su tío, que trabaja en el
Departamento del Alguacil en el Condado de Crawford, Jesús Rodríguez.

El sujeto describe una larga historia de abuso de alcohol y opioides,
que se intensifica después del servicio militar y el tornado de Joplin. El
primer episodio del tratamiento fue
directamente después de la baja militar del cual entró en recuperación
por 2 años, luego recayó después de
que trabajó en los esfuerzos de emergencia en el tornado de Joplin, el 22
de mayo del 2011. El sujeto informa
que el tornado le causó experimentar
recuerdos recurrentes de la guerra,
él citó, "Demasiada destrucción, demasiada muerte".

El sujeto reporta que él y su esposa
Clara se dirigían a Joplin esa tarde
para cenar y hacer algunas compras,
luego asistirían a una reunión abierta de AA en el Hospital St. John.
El sujeto reportó, "Estábamos llegan-
do por el oeste alrededor de las 5:30
pm. Yo había cuidado a Emma toda la

mañana para que Clara pudiera hacer
ejercicio con sus amigas en la YMCA.
Había sido un día perfecto para hacer trabajo en el jardín de la casa en
Pittsburg". Carlos dijo, "Apenas había
terminado y me bañé cuando Clara me
recordó que quería comer e ir de compras en Joplin antes de asistir a la
reunión abierta de AA en el Hospital
St. John".

Nos dirigíamos hacia el sur por la carretera 400 por el
Centro de Salud Mental Spring River, cuando el cielo empezó a oscurecerse. El cielo se puso de un color misterioso
y le dije a Clara, "Esto no se mira bien. Nos vamos a dar la
vuelta y vamos a regresar a casa". Luego nos enteramos de
que un tornado E-F5 había tocado tierra a las 5:34 pm, exactamente 3 millas al oeste de donde habíamos dado la vuelta.
El tornado fue de una milla de ancho y había recorrido 22
millas creando un enorme camino de destrucción que mató
a ciento sesenta y una personas".

El sujeto informó que cuando se detuvo en Pittsburg sonó su bíper de
Servicios Médicos de Emergencia del
Condado. Pasó las siguientes 48 horas
con un equipo de búsqueda y rescate
que había sido organizado para el
área de los cuatro estados en un intento de tratar de encontrar, identi-
ficar y manejar toda la destrucción.
El sujeto informa que identificó y

```
ayudó sacando a los muertos.

Después de este evento, el sujeto re-
cayó en el abuso de substancias y
perdió su trabajo en los Servicios
Médicos de Emergencia del Condado.
```

El empleado de admisión levantó la cabeza después de leer el informe y comenzó a hablar con Carlos. "¿Qué recuerdas de las últimas dos semanas, Carlos?"

Me senté allí aturdido. Mi cabeza se sentía tres veces su tamaño. Para donde mirara, era como si hubiera sacudido mi cabeza cinco veces y todo lo que podía ver era confusión. Tanta confusión, en muchos niveles diferentes. No la clase de confusión que experimentas cuando no estás recordando algo, más bien como el tipo de confusión cuando estas tratando de averiguar quién es quién. ¿Era esa enfermera como Clara? ¿Ese empleado de admisión era como mi madre Liza? ¿El presidente me puso aquí? ¿Para ponerme a prueba? ¿Por qué? ¿Qué desastre ha pasado ahora? ¿Tengo algún tipo de participación con otro tornado de nuevo? ¿Por qué hay manchas de oro en la pared? ¿Estoy buscando un tesoro?

Simplemente parecía que las cosas estaban mal. No podía comprender nada. Por lo tanto, elijo no hablar.

Ese oficial, el tipo de admisión, está actuando como el papá de Clara, José.

"He recaído a lo grande, no estoy seguro qué más puedo decir", finalmente dije en respuesta a la pregunta del empleado de admisión.

Entonces él preguntó, "Veo que has recibido la Medalla de la Marina y Cuerpo de Marines, ¿Por heroísmo en el ejército por salvar una vida?" Carlos solo agachó la cabeza. "Sí"

Luego susurró, "Bueno, el soldado estaba muerto".

Carlos retrocedió a ese momento. Sin decir palabra, la mente y la memoria de Carlos jugaron con él, como la música de una canción que no se puede sacar de la cabeza. El sonido de los rotores de los helicópteros, ese olor y sabor inconfundible de polvo mezclado con combustible de avión llenando sus fosas nasales, la vibración antes de que el helicóptero se levantara sacudió su silla. "Yo estaba en el lado del rescate en un tiroteo en un pequeño pueblo al norte de la capital. Había sacado a dos marinos y estaba listo para evacuar a más cuando escuché ladrar a un perro por encima del aleteo de los rotores", pensó Carlos.

Era una pequeña perra mezcla de terrier - los apodábamos "Perros Ratas" - se estaba volviendo loca en un montón de escombros; estaba enloquecida. La escuché ladrar, pero no vi nada más que una perra sarnosa. Me agaché y corrí hasta donde estaba la perra y miré una bota de combate, apenas visible debajo de rocas y escombros.

Mientras desenterraba al soldado, vi que se movía una pequeña mano. El soldado había caído sobre una niña, salvándole la vida. En silencio, Carlos esforzó su memoria para recordar el nombre.

Carlos dijo bruscamente, "El Cabo Tomas López, él fue el héroe". Carlos no hablaría más acerca de eso.

Más tarde, Carlos preguntó, "¿Estoy en una desintoxicación? Sabes que tengo un dolor físico extremo y estoy terriblemente confundido. Creo que me he fracturado la pierna".

El día siguiente continuó de la misma manera. La enfermera me hizo preguntas y me tomó mis signos vitales. Todo el tiempo estuve dentro y fuera de una confusión aturdida, lidiando con un dolor increíble y un golpe en la cabeza.

"¿Cómo estás hoy?" la enfermera me preguntó, supongo que debí haberla mirado demasiado tiempo sin contestar, porque ella ni siquiera esperó mi respuesta.

Pensé que acababa de ver a Jesús. ¡Caray! Eso es malo. Mi tío Jesús, el hermano de mi papá. O, ¿Tal vez no era Jesús? Tal vez era mi papá, Juan. ¿No está realmente muerto? Tal vez tenga algo que ver con el plan del presidente.

Finalmente, Carlos murmuró, "Me estoy sintiendo bastante bien".

"Sigo soñando con la evacuación. Sigo buscando a esa niña una y otra vez. No puedo encontrarla debajo del soldado. Gracias a Dios la perra la encontró ese día". Luego, me despierto.

La enfermera sacudió la cabeza y me miró fijamente, como sorprendida de que yo estaba murmurando.

"Me alegra oír eso", dijo ella. "Mi nombre es Betty".

Le pregunté si mi esposa, Clara, había estado en contacto. Su respuesta fue, "Que yo sepa no. No se te ha permitido ninguna visita".

"Mi esposa es una enfermera. Su nombre es Clara. Acabamos de tener una bebé; aquí está una foto de ellas. Perdón, la foto esta manchada de agua".

"Después de que saliste de la custodia de la Policía de Independence, fuiste enviado a la Desintoxicación Segura del Condado", explicó Betty, cuando le pregunté dónde estaba. Ella dijo, "No has podido hablar mucho y no estábamos seguros de la magnitud de todas tus lesiones. Sabíamos acerca de la lesión en tu pierna, pero no estábamos seguros de lo mal que estaba tu lesión en la cabeza. Enviaré a Donovan, tu asesor de cuidados y él repasará contigo la información sobre tu entrada. Lo hará tan claro como pueda".

Ese día más tarde, Donovan vino a tomar todos los detalles y me hizo pregunta tras pregunta. Dijo que una vez que mi pensamiento se aclarara, estaría viendo a Larry como mi consejero y que Larry definiría una estrategia para mi atención médica en el futuro.

No sé exactamente cuando sucedió, pero una perra entró.

Una perra Labrador color chocolate, ¿Esta era la perra de mi accidente? ¿Zoey?

La empleada de admisión preguntó, "¿Ya conoces a Rosie, la perra de esta instalación?"

Mi respuesta fue, "Todavía no estoy seguro". Sin embargo, tan pronto como ella entró en la habitación, ella vino corriendo hacia mí con mucha energía, determinación y amor. Yo tenía una visitante, Rosie.

Llamé su nombre, vino y se sentó al lado de mi cama. Donovan dijo, "Oh, veo que has conocido a Rosie". Carlos abrazó a Rosie y dijo, "Este es mi ángel que salvó mi vida".

Un rato más tarde, Larry entró. Era un hombre chaparro y fornido con cabello negro oscuro y un acento italiano áspero. Larry me dijo que él sería mi consejero y que yo tendría que tomar algunas decisiones después de que me desintoxicara. Después de escuchar mi uso de sustancias y la historia de mis recaídas, inmediatamente sentí el deseo de decir menos. Él parecía pensar que necesitaba decir más.

"¿Qué recuerdas de llegar aquí?" Preguntó Larry.

"No lo sé", respondí. Me aseguró que una vez que la niebla se aclarara, los recuerdos volverían.

¿Estoy contento de estar aquí? Ciertamente no estoy contento de estar aquí. ¡De ningún modo!

Esa silla de allí parece cómoda. Creo que voy a sentarme.

Mientras me sentaba junto a la ventana mirando hacia afuera, deseaba no estar aquí. Solo quería salir de aquí. La única cosa de interés que puedo ver es una maldita telaraña. Aquí está el problema. No estoy con Clara. La he perdido. He recaído.

Y aquí hay otro problema. No estoy con mi hija; mi bebé recién nacida. Mi propia carne y sangre. ¡No estoy con mi hija! No, estoy aquí en este maldito lugar. Necesito irme. Soy como esa araña. No, no lo soy. ¡Soy como esa polilla que está atrapada en la telaraña y estas personas son las arañas!

¿Por qué Clara no me contesta mis textos? Las olas de daño emocional vinieron rodando sobre mí, solamente cubiertas por mi ira y mi resentimiento. Soy un desastre. Mi vida está destruida. Terminada.

Todo lo que siento es dolor. Estoy tan herido y más que deprimido. ¿Qué estaba pensando?

¿Qué era esa mierda acerca del presidente? ¿Algo sobre no cumplir una misión? Hombre, no tiene sentido. Estoy muy confundido.

Miro por la ventana más allá de la araña y la polilla, más allá de estar capturado. Me veo a mí mismo como la polilla revoloteando, en completa y absoluta rendición. Por la ventana y en el otro pasillo, veo a mi suegro, José. José el hombre que me puso cargos de agresión.

¿Cómo demonios podría estar esto más complicado?

PARTE IV: HISTORIA

CAPÍTULO 10: SÓLO POR HOY

E l reloj se ha regresado hacia atrás casi una década para el suegro de Carlos, José. Mientras la escena del pasado le daba vuelta en su mente, José recordó que siempre había visto a Carlos como su propio hijo, no sólo como un yerno. Ciertamente no como este estúpido borracho que lo había golpeado justo delante de su hija, Clara.

Apunte del Sargento José en el Diario de Santiago:

Yo estaba sentado en una celda en la cárcel del Condado de Bourbon, Kansas. Mi vida estaba a punto de tomar un giro importante. Por supuesto, en ese momento se sentía como un giro para lo peor. Sentí que todo el mundo estaba en mi contra, incluso mi propia familia. Había servido a mi país. Yo había llevado hombres a la batalla a ganar terreno. Reclamando las mismas colinas una y otra vez en las selvas de Vietnam. Perdimos a buenos Marinos. La mayoría de la gente no piensa en la muerte todos los días. Yo tuve que hacerlo. Traer a mi comando a casa a salvo se convirtió en mi objetivo. Mi trabajo era mantener viva a la gente. La primera víctima hizo ganar esa guerra personal para mí. Yo era el hijo de puta más malo en Vietnam. Aquí no se permite el miedo.

Ahora, estoy aquí, en la cárcel. ¡Maldita sea, esto no es culpa mía! Ese tonto era un arrogante y se lo merecía.

Mi llamada telefónica de hoy fue con (Asuntos de los Veteranos) VA. "Las primeras cosas primero, soldado".

¿Quién demonios los llamó? Me sentí como si estuviera de vuelta en el campo de entrenamiento. Demonios, tuve que recordarme a mí mismo que estaba retirado. El oficial de Asuntos de los Veteranos estaba recitando mi historia, ¡Como si no supiera todas las peleas y raspaduras en las que he estado! Él había hablado con mi familia y ellos decidieron que me quedaría aquí hasta que yo escogiera a qué centro de tratamiento de adicción quiero ir. ¿Quiero volver al Hospital de Asuntos de los Veteranos o a una clínica comunitaria para adictos? Esa es la pregunta. La respuesta es lo único que me sacará de aquí, así que necesito tomar una decisión inmediatamente.

El oficial de Asuntos de los Veteranos no dirá cuál de los miembros de mi familia lo llamó, el imbécil. Tenía que ser mi ex esposa, mi novia, o mi hija Clara. Clara es solo una niña.

¡Seguramente, ninguno de los hombres que considero hermanos de mis viajes en Vietnam los hubiera llamado!

Le dije al oficial donde pensé que podría ser una buena instalación; tenía que ver con su trasero y un lugar donde el sol no brilla.

Entonces aquí me siento. Una vez más, dejé que mi boca sobrepasara a mi cerebro. Espero que la comida sea buena.

Quince días en mi estancia, mi hija Clara me llamó. Siempre he tenido un punto débil para Clara. Ella es hermosa, amable, gentil e increíblemente inteligente. Bueno, ella es mi hija.

Empezó diciéndome, "Papi, ¿Qué está pasando? ¿Mamá dice que estás en la cárcel por una pelea en un bar?" La madre de Clara es mi ex esposa, Julia.

"Papá, compórtate. ¡Por favor! Si continúas destruyéndote a ti mismo, ¿Quién va a estar ahí para mí? ¿No sabes que te necesito? ¿Quién me enseñará a conducir? ¿Quién vendrá a mi graduación? ¿Quién me llevara hasta el altar cuando me case? ¡Se supone que eres tú! ¡Papá, te necesito! Por favor, consigue ayuda. Por favor, mejórate", suplicó Clara.

Por supuesto que me derretí. Nunca pude decirle que no a mi bebé. Quería estar allí para ella. Necesitaba estar allí para ella.

"Cuando yo era pequeña, siempre estabas ahí para mí. Empacabas mi almuerzo y me arreglabas el pelo. Ya no necesito esas cosas, Papá, pero todavía te necesito. Eras mi héroe antes. Por favor, sé mi héroe ahora".

Me senté allí en la cárcel, contemplando mi vida y las palabras de Clara. Tres semanas más tarde, Ernesto, mi viejo amigo de la Marina finalmente me sacó de la cárcel. Allí, con él, estaba Clara. Mi primer pensamiento fue, "Ahora si estamos hablando. ¿Qué tal una cerveza?"

No, ellos tenían otras ideas para mí. Ernesto había contactado a Clara y habían trabajado juntos para llevarme al

Centro de Tratamiento de Adicción en Girard.

Me llevaron directamente allí. Clara me dio el abrazo más grande en la entrada. Me miró a los ojos y me dijo, "Sé que puedes hacer esto, Papá, puedes hacerlo por ti y por mí. Tengo fe en ti, eres mi héroe".

Ernesto me dio una fuerte palmada en la espalda y dijo, "Pon tus dudas en las manos de Dios y dile al viejo enemigo que salga de aquí", terminando con, "Soló por hoy. José, quédate aquí. Deja que Dios te guíe".

CAPÍTULO 11: PODER SUPERIOR

La Historia de José

C omienzo mi historia entrando al Centro de Tratamiento de Adicción de SEK. Me gustaría hablar de mi travesía como soldado y de mi recuperación.

Estuve en el Centro de Tratamiento de Adicción durante treinta días. Asisto a esta reunión abierta para tratar de dar algo de lo que he recibido. Diez días después de salir del tratamiento, descubrí que iba a ser papá. ¡Tengo 50 años! Yo había estado viviendo con una señora que era 20 años más joven que yo y no debía quedar embarazada. Diez días después de salir del tratamiento, descubrí que estaba embarazada.

Yo tenía que tomar una decisión. ¿Quiero ser una persona responsable y ser padre a los 50 años?

Amo a esta persona. Decidí casarme. Salí del tratamiento

en noviembre y me casé en diciembre.

José dijo, "Un soldado que se había hecho mi amigo en el tratamiento me llamó en enero de Wichita, Kansas. Él estaba teniendo muchos problemas médicos. Quería que fuera a verlo. Sólo había conocido a este tipo durante treinta días. Yo no sabía si sólo necesitaba dinero o que era lo que necesitaba. Me arriesgué y manejé hasta Wichita".

Definitivamente, Santiago me estaba diciendo la verdad. Lo miré en el hospital. Su hígado y sus riñones estaban apagándose. Lo visité unas cuantas veces en Wichita. Su condición empeoró progresivamente.

En febrero, a las dos de la mañana, me llamaron del hospital St. Francis. Querían que me identificara, luego me informaron que mi amigo Santiago había entrado a cirugía y había muerto.

Lo último que hizo fue firmar un papel. Un pedazo de papel que me daba derecho legal de su cuerpo, una Medalla de Servicio en Vietnam y de un diario escrito a mano en caso de que algo le pasara.

Es mi creencia que un poder superior entró en mi vida a través del diario de Santiago. A pesar de que se había ido, Santiago se convirtió en mi maestro en la hermandad y en la recuperación.

Así que no había estado fuera del tratamiento dos meses cuando descubro que voy a ser papá otra vez. Me acabo de casar. Tengo un cadáver en mis manos.

Un cadáver y un diario de un adicto en recuperación; un diario que para mí es difícil de leer. Son las palabras escritas a mano de un compañero soldado y amigo.

La enfermedad de la adicción no deja a los adictos en recuperación con mucho dinero, pero pudimos obtener un pequeño terreno para Santiago en el Cementerio Nacional de Fort Scott.

Mi amigo militar fue cremado y nosotros lo enterramos. Llamé a varias personas que estaban en tratamiento con nosotros.

Pedro, un amigo mío que era pastor, celebró una pequeña ceremonia para Santiago. Leímos parte de su diario. Nos despedimos.

Con gran pesar, regresé a casa. He dicho adiós a muchos soldados en esta vida. Santiago era especial. Estaba en paz cuando lo visité por última vez. Él dijo que había completado el quinto paso de AA. Me advirtió que no me engañara el espíritu del mal. Luego se río, "Oh, quiero decir que no te vuelva a engañar", Santiago tenía una sonrisa grande.

Él me percibía, de todas las personas, como su líder espiritual -su ministro- y afirmó que mis visitas eran un honor para él. Le dije que no podía encontrar a un pecador peor que yo, así que sabía que tenía que venir. Nos tomamos de las manos y juntos recitamos el Salmo 23.

Lo recitamos de memoria tan bien como cualquier alcohólico en recuperación que no había visto el interior de una iglesia en décadas. Hablamos extensamente sobre nuestro programa espiritual de AA, de nuestra búsqueda de un poder superior y de nuestra rendición desesperada. Éramos soldados contemporáneos de la misma guerra, unidos en una nueva batalla juntos.

Dijimos el Padre Nuestro, nos abrazamos y luego nos dijimos adiós.

Yo no estaba preparado para hacer esto otra vez fuera de la batalla. Había leído en el Libro Grande que debemos, "Limpiar los escombros de nuestro pasado".

El diario de Santiago era su escombro, y mientras lo leía, me di cuenta de lo poco que realmente sabía de él. Estaba aprendiendo lo complejo que era.

Sus errores eran clarísimos para mí.

Ahora de soldado a soldado, leí su historia. Esos errores empezaron a sonar como los míos.

Para mi sincera alegría, él escribió de su recuperación de la adicción.

Del Diario de Santiago

Aquellos que saben no dicen, porque al decir, el reconocimiento del poder superior de otra persona podría pasar inadvertido. Cada uno de nosotros como adictos, debemos encontrar por nosotros mismos en entrega total ese poder más grande que nosotros mismos. Ese poder que nos susurra en nuestros momentos tranquilos del camino que debemos tomar como Adictos en Recuperación.

Un adicto en recuperación vive sobrio y libre de sustancia.

Un adicto en recuperación elije su lugar y su poder superior.

Un adicto en recuperación es agradecido, viendo la esperanza en la entrega total.

Un adicto en recuperación reconoce el mal y al enemigo.

Un adicto en recuperación se perdona a sí mismo y a los demás.

Un adicto en recuperación abraza la vida y siempre está listo para la acción.

Un adicto en recuperación espera.

Un adicto en recuperación quiere y no espera nada a cambio.

Un adicto en recuperación conoce su entorno e interactúa con propósito.

Un adicto en recuperación está listo para el cambio (para bien o para mal).

Un adicto en recuperación puede sanar con una caricia o con palabras.

Un adicto en recuperación ha sido testigo de su visión.

Un adicto en recuperación nunca puede dejar sus herramientas o conocimientos de recuperación hasta la muerte.

Un adicto en recuperación sabe el nombre en su alma.

Limpiar los escombros de mi vida se convirtió en un asunto urgente para mí después de leer el diario de Santiago.

Santiago había estado preparado para cuando esta enfermedad de abuso de sustancias progresara.

Santiago me había dejado un desafío, que elevara el nivel de la calidad de mi sobriedad.

Ese diario era su legado.

Sabía que tenía que cumplir mi cuarto y quinto paso. Tengo la oportunidad de difundir el mensaje de AA de "Cómo funciona", Capítulo 5 del Libro Grande de AA.

El 26 de julio del siguiente año, unos nueve meses después de que salí del tratamiento, nació Mateo. Ser padre es increíble. Él es un gran hijo. Era padre de nuevo a la edad de 51 años.

Mateo era un bebé en la vida y yo era un bebé en la sobriedad. Empecé a escribir en el diario de Santiago.

Ahora el diario es mío, Santiago me lo había dejado antes de morir. Una oportunidad escrita lista para enseñarme, como un adicto en recuperación agradecido, para terminar la tarea de Santiago de aprender un propósito más elevado para mi vida. Voy a escribirle a mi hijo recién nacido los conceptos de estar en recuperación.

Ya sea que esté en recuperación o no, cualquier persona puede seguir este camino en la vida cotidiana.

El desafío de Santiago era seguir su camino en busca de un propósito superior para una vida.

Ahora vuelvo al campo de batalla; esta vez la adicción es el enemigo.

Las grandes batallas se ganan en la mente.

CAPÍTULO 12: UNA CRISIS PERSONAL

José

L os únicos que no se recuperan son los individuos que no pueden, o no quieren entregarse de lleno a este sencillo programa; generalmente son hombres y mujeres incapaces, por su propia naturaleza, de ser sinceros con ellos mismos", del Libro Grande de AA—Capítulo 5.

En septiembre, que fue alrededor de diez meses después del tratamiento, mi esposa encontró un tumor en el lado derecho del cuello. Ella vio al doctor y él quería hacerle una biopsia. Dentro de una semana de haberle hecho el procedimiento, mi esposa fue diagnosticada con tener melanoma metastásico, etapa tres.

José dijo, "Tenemos un bebé de dos meses de edad. Ni siquiera tengo diez meses fuera del tratamiento".

Gracias a Dios por el oncólogo en Pittsburg, Kansas

que nos recomendó que fuéramos a la Clínica de Mayo en Rochester.

Con la ayuda de mis suegros que tenían un vehículo recreacional, cargamos a nuestro bebé de dos meses de edad, y salimos a enfrentar esta grave situación.

Nos aferramos el uno al otro emocional y espiritualmente. Traje conmigo mi Libro Grande de AA, junto con mi libro de 12 pasos, El Pequeño Libro Rojo, mi Biblia y el diario de Santiago.

Mi hijo recién nacido y yo estábamos en nuestra infancia. Él en la vida y yo en la recuperación.

Mi esposa y yo estábamos atrapados en algún lugar entre el shock total y la entrega total.

Estábamos luchando con conocimiento limitado, estábamos total y absolutamente vulnerables.

Lo único que teníamos para confiar era en nuestro poder superior. Podría sedarme yo mismo emborrachándome; o podría trabajar el programa de AA y escribir en el diario de Santiago.

Si elijo el programa de AA, podría ver mi entrega total y mi crecimiento espiritual mientras escribo en el diario.

Estuvimos en Rochester por dos meses, durante ese tiempo mi esposa tuvo una cirugía.

Llegamos a casa en noviembre.

No nos recomendaron quimioterapia ni radiación.

Ella participó en un tratamiento de prueba que implicaba Interferón.

En enero, trabajé de medianoche hasta las ocho de la mañana y mientras trabajaba mi mamá y mi papá cuidaban a nuestro bebé, Mateo.

Durante los siguientes 12 meses, fui yo quien le dio a mi esposa Catalina sus inyecciones de Interferón tres veces a la semana. La hicieron enfermarse de muerte. De alguna manera, logramos sobrevivir.

Después de sus tratamientos, ella fue examinada de nuevo. No encontraron signos de cáncer.

En abril, ella fue a otro examen. Esta vez encontraron un tumor del tamaño de una pelota de golf en su abdomen.

Así que volvimos a Rochester. Determinaron que estaba controlado. La cirugía se podía realizar en Rochester o en casa. El hospital Via Christi elimino el cáncer en casa.

Mientras me sentaba en las oficinas de los doctores y hospitales rezando por la recuperación de mi esposa, el diario de Santiago estaba siempre a la mano, siempre disponible para leer y escribir.

"Déjalo en manos de Dios", era mi interminable compañero.

Mi amigo de la Marina tenía mucha razón. Desde el día que me sacaron de la cárcel, he estado sobrio. Todavía sigo sobrio día a día.

Cuando hablo con compañeros adictos, como mi yerno Carlos, sobre la recuperación y provocaciones emocionales que son parte de la recaída, a veces cuento mi propia historia.

Yo no creo que Carlos tenga alguna razón para salir y usar drogas, porque un adicto no puede darse el lujo de dejar sus principios de recuperación.

Lo que se aprende para permanecer sobrio como un adicto en recuperación debe ponerse en acción. El diario se trata de acción.

La vida cotidiana no es pura diversión. Experimentaras eventos buenos y malos como persona. Estar en recuperación por entrega, te enseña a vivir como guerrero en los términos de la vida.

"Dios salvará tu alma y AA salvará tu trasero", eso es lo que Santiago escribió.

Mi diario le dio a este viejo soldado un lugar para ver mi camino de sobriedad en palabras. Santiago me enseñó algunas acciones necesarias para la recuperación.

Mi esposa y yo hemos hecho numerosos viajes a la clínica Mayo y a el Hospital Medico de KU y en cada viaje, el ya gastado Libro Grande de AA y el diario de Santiago y ahora mío están conmigo.

Ese diario se ha convertido en nuestro camino mutuo para la recuperación.

En toda mi recuperación hasta la fecha, más de diez años ahora, he recibido miles de gratos regalos por estar limpio y sobrio.

De todos ellos, considero que dos de esos regalos son

para mí los mejores. Fui capaz de apoyar a mi esposa durante su diagnóstico y tratamiento de cáncer. Limpio y sobrio.

Cuando murió mi padre, también pude apoyar a mi madre. Estos son los regalos que no cambiaría por nada. El proceso para llegar a este punto en mi vida ha sido desafiante y doloroso. Un camino que caminé limpio y sobrio.

En cierto modo, también lo estaban Santiago y todos los otros miembros de la hermandad de AA que seguían el camino hacia la recuperación.

"Rara vez hemos visto fracasar a una persona que haya seguido concienzudamente nuestro camino". Libro Grande de AA, Capitulo 5. "Los únicos que no se recuperan parecen ser incapaces de ser sinceros con ellos mismos".

Eso es lo que la recuperación tiene que ser en medio de las fuerzas de sus vidas con el fin de ganar las batallas más grandes. Un adicto en recuperación agradecido se abraza a la vida y ve esperanza. Yo estuve ahí, limpio, sobrio y pude participar.

Amo mi vida y amo a mi familia. No toda mi vida ha sido agradable, lejos de eso. También considero eso como un regalo, así como la muerte de Santiago. Su cuerpo no podía aguantar más. Su hígado y sus riñones simplemente fallaron.

Siguiendo el camino de la recuperación, con él en la mente, me mantiene conectado.

Santiago mantiene la recuperación real para mí.

Sabemos que hoy estamos sobrios y sabemos que si recaemos no hay garantía de que alguna vez regresemos.

Santiago no regresó. Creo que cuando estás en recuperación, nunca puedes salirte de la realidad del mundo de la adicción.

Esa batalla nunca termina.

Como lo describe Santiago en su diario:

> *Un Guerrero vive sobrio y libre de sustancias. Al hacer esto, está dispuesto a luchar contra las fuerzas de su vida en el aquí y ahora, sin querer desperdiciar su vida como yo lo he hecho. Me estoy muriendo de insuficiencia hepática.*

PARTE V: LOS HIJOS

CAPÍTULO 13: EN MEDIO

Clara

Mi padre José era muy estricto, cuando estaba creciendo. No recuerdo haber tenido mucha niñez. Vi a mis amigos divirtiéndose. Recuerdo siempre tener que ser muy responsable y madura.

Siempre me esforzaba para recordar todas las reglas.

Me rebelé cuando era una adolescente. Yo era una contradicción andante. Yo tenía As en mis calificaciones, era una estrella del equipo de voleibol y del equipo de softbol y porrista. Me uní a cada club. Estaba bebiendo mucho cada fin de semana.

Sí, llevé el orgullo familiar. Las personas me percibían como organizada, inteligente y capaz.

Hace diez años, enfrenté a papá con respecto a su bebida.

Liza dice que yo era la heroína de la familia. Creo que eso es bueno. Si no es bueno, entonces por lo menos significativo.
Significativo en que el trabajo de Liza es entender la dinámica de una adicción y de recuperación en las familias.

Vivir en esta familia es una historia más intensa.

Mi capa exterior de distanciamiento ocultaba a una niña adulta muy vulnerable. Creo que la abuela de Emma, Liza, lo sabe.
Ella parece entenderme muy bien, posiblemente mejor de lo que yo me entiendo. La vida le ha enseñado mucho.
Una vez más, Liza y yo nos abrazamos y esperamos que su hijo, mi esposo, Carlos, regrese mentalmente con nosotros y trabaje un camino de sobriedad para que pueda salvar su vida.
En cierto modo, nuestros caminos juntos eran de entenderse.

La casa de Carlos era caótica con poca estructura. La mía fue todo lo contrario. Ahora me estaba rebelando contra cualquier cosa y contra todo; yendo a fiestas, bebiendo y rompiendo todas las reglas.
Cualquier cosa que no debía hacer, la hice. Conocí a Carlos, en una fiesta.

Él era muy divertido. Me ofreció un descanso del estrés de mi vida. Eso me encantaba.

Mis Padres me presionaron tanto. Querían que tuviera una mejor vida. Ser perfecta es estresante.

Beber me dio una libertad que no tenía en otras áreas de mi vida.

Me sentía tan libre cuando bebía. Trataba de beber cada fin de semana. Era un descanso de todas las presiones en mi vida.

Carlos era solo era algo adicional. Podíamos beber y divertirnos juntos.

Me sentí segura y aceptada incondicionalmente con Carlos. Simplemente era un buen muchacho.

Nuestra relación se aceleró rápidamente. Locos e imprudentes nos aferramos juntos.

Me las arreglé para terminar la escuela preparatoria, andando en fiestas todos los fines de semana. Hasta me gradué con honores en mi clase.

Carlos se fue al servicio militar. Yo fui a la universidad. En la universidad gané más independencia y libertad personal y mi necesidad de usar alcohol disminuyo.

La historia de Carlos fue diferente. Durante y después de su servicio militar su necesidad por el alcohol aumentó.

Carlos estuvo en la Guerra de Afganistán alistado como Medico del Ejército. Las experiencias que enfrentaba allí aceleraron su comportamiento de beber.

Empezamos a separarnos a medida que sus borracheras y su uso de drogas comenzaron a aumentar.

Yo estaba enfocada en mi título universitario y enfermería. A Carlos sólo le interesaba cual sustancia podía utilizar y abusar enseguida.

La peor parte fue que no tenía idea.

Finalmente, Liza intervino y se enfrentó a Carlos, poniéndolo en un programa de recuperación militar. Yo creo que sólo sirvió para empeorar su problema de beber. Carlos no tenía un compromiso de recuperación intenso.

Estábamos al borde de la separación. Una pequeña prueba cambió todo. Estaba embarazada.

Discutimos y debatimos que hacer. El resultado fue que nos casáramos.

Durante ese período, Carlos había completado su primera ronda del tratamiento. Estaba estable y sobrio. Yo sabía que nuestra vida nunca sería la misma, pero con Carlos sobrio parecía que al menos teníamos algo para empezar.

Carlos no decepcionó. Mientras estaba embarazada e incluso después de que Emma naciera, Carlos era increíble. Trabajó duro para mantenerse sobrio. Ayudaba en la casa y prometió ser el papá que nunca tuvo.

Un guerrero está listo para el cambio (para bien o para mal).

El 22 de mayo del 2011, nuestras vidas fueron interrumpidas por el tornado de Joplin. Carlos trabajó en ese desastre como primeros auxilios. Fue testigo de muerte y destrucción masiva. Al mirar hacia atrás, puedo ver claramente el estrés postraumático que comenzó a meterse en su vida. Después se metió en nuestras vidas.

Mi primera prioridad fue cuidarme a mí misma y a nuestra hija que iba a nacer.

Como primeros auxilios, Carlos estaba simplemente realizando los deberes de su trabajo, pero ser testigo de toda esa devastación le estaba pasando factura. Primero, en sus patrones de sueño. Luego, en su pensamiento diario.

Él comenzó a automedicarse con alcohol con el fin de hacerle frente a las pesadillas y a los pensamientos atormentadores durante el día. Él necesitaba ver a un terapeuta.

Los pensamientos intrusivos recurrentes empezaron a intensificarse, cuando comenzó a revivir su despliegue militar. No podía dormir. Su droga de elección evolucionó a Oxycontin, la misma droga que había usado cuando estaba herido en Afganistán.

Un gran problema. Opioides y alcohol no eran un buen plan.

Él estaba ocultando su comportamiento a su madre. Luego, su padre murió.

Cuando Juan murió, Emma acababa de nacer. No quería quedarme sola mientras Carlos viajaba para asistir al funeral de su padre.

Todo lo veía muy claro, pero posiblemente fue una mala elección de mi parte.

Para ser justos, el padre de Carlos, Juan, no era un buen hombre. Era un padre aún peor. Juan era un adicto egoísta y un traficante de drogas. Fue un alivio para todos que él haya continuado su vida desastrosa lejos de aquí en California.

Estas declaraciones no son solo mías. Estas son cosas que he oído decir de la propia familia de Carlos, su tío Jesús y su mamá Liza.

Carlos tomó la muerte de su padre duramente. Su automedicación no estaba funcionando.

No hubo un buen resultado de las sustancias que probó. Su frágil recuperación se había ido.

Liza me dijo que, en su corazón sabía que el tratamiento militar de la adicción tan sólo había empeorado el uso, no lo había detenido. "Una cabeza llena de AA y un estómago lleno de alcohol no se mezclan, arruinan tu consumo de alcohol".

Liza dijo, "Los primeros tres pasos de AA no han cobrado vida para Carlos. Él es débil. Él está perdido. Él no tiene un camino".

"Ella me confundió con eso", pensó Clara, "Yo no entiendo totalmente. Si no hubiera enfrentado a mi papá José cuando estaba en la cárcel, hoy todavía estaría borracho. En serio, es así de fácil, fin de la historia".

Poco a poco, la apariencia y obviedad del abuso de sustancias de Carlos se hicieron demasiado real.

Tuve que esperar para enfrentarlo, porque di a luz a nuestra hija. Después me preocupé mucho por la seguridad de Emma y de mí misma.

Después de consultar con mi papá y la mamá de Carlos, decidí que tenía que entrar en un programa de Alcohólicos Anónimos y declararme impotente sobre su adicción.

La llegada de Emma fue el tercer y último detonante.

Fueron el tornado, la muerte de Juan y la nueva bebé. Todo cambió cuando llego Emma. Tuve un sentimiento profundo y vulnerable por mi hija. Un deseo de que tuviera lo mejor de la vida.

Aquellos primeros meses después del nacimiento de Emma fueron como un borrón largo y duro.

Pocas semanas después de que Emma naciera, Carlos cayó de nuevo en sus viejas costumbres.

No entendí completamente su adicción. Me sentí abandonada por él. He conseguido algo de claridad después de hablar con Liza y comencé a entender mejor la progresión de su enfermedad.

Un día, finalmente tuve suficiente. Habíamos tenido tantas peleas tantas veces, una y otra vez, pero nada cambiaba.

Así que me fui.

Hablé con mi papá de nuestros problemas. Empaqué nuestras cosas, agarré a Emma y me mudé con mi papá. Había dado un gran paso hacia el cambio de nuestras vidas para mejorar. O eso pensé. Fue entonces cuando las cosas verdaderamente se encendieron.

Carlos vino a la casa de mi papá y lo confrontó. Hubo contacto físico.

Mi papá llamó al departamento del alguacil y reportó la agresión. Carlos se subió a su coche y se fue a toda velocidad. Fueron más de cuatro semanas después que finalmente recibí noticias sobre Carlos. Estaba bajo la custodia de la policía y creía que estaba en una misión del presidente.

Para entonces, yo estaba demasiado agotada para importarme.

CAPÍTULO 14: TENGO QUE VER A CARLOS

l sargento José no era de plática ligera. Su tiempo en la cárcel junto con su deterioro físico le habían llevado a creer en el primer paso de AA. Ahora era el turno de que Carlos escuchara. José se esforzó por reconocer su actitud de "muy enojado" y se forzó a sí mismo a pasar un momento en silencio para ponerse en contacto con algo de serenidad. Su teléfono sonó abruptamente interrumpiendo su meditación.

En ese momento, José se dio cuenta de que Dios estaba haciendo por él lo que él no podía hacer por sí mismo. Hace diez años, su hija, Clara, lo había forzado a recibir tratamiento. Ella le había salvado la vida.

José pasó toda su carrera militar tratando de hacer eso... salvar la vida de la gente. Ahora se enfrentaba a tratar de hacer lo mismo por su yerno. Carlos estaba en un camino directo a una muerte segura. ¿Qué podría hacer o decir para salvarlo?

José contestó el teléfono. Primero escuchó la falta de respiración. Luego vinieron los sollozos y el habla interrumpida, seguida por un arrebato emocional palpable. Era difícil distinguir las palabras, ¿Era Clara?

"Cariño, ¿Dónde estás?" José le preguntó.

Haciendo una pausa para recuperar la respiración, Clara respondió, "En tu casa, en los escalones de la entrada".

Sus lágrimas y desilusión se transmitieron a través del teléfono en sus palabras. La historia que le contó podría haber sido la propia confesión de José.

Se acordó de su propio mal comportamiento, fallas y dudas vergonzosas y sus propias lecciones de vida dura con la madre de Clara.

Mientras ella hablaba, él pensó que ella no se daba cuenta con quien estaba hablando.

Estaba demasiado molesta.

José se quedó en silencio mientras escuchaba la historia de su hija que se parecía tanto a la suya.

Un relato paralelo de lo que había hecho a lo largo de los años. Esta no era su historia, esta era la historia de Carlos. Esta era la historia de la esposa de un adicto y la profundidad de su dolor era conmovedor.

Clara le había salvado la vida y le pareció que tratar de consolarla ahora con un simple, "Déjalo en manos de Dios", de alguna manera no era suficiente.

Lemas, refranes o cualquier palabra que el pudiera decir parecían demasiado trilladas para la hija que él amaba tanto, la hija que había lanzado una escalera por un profundo agujero oscuro cuando él estaba en un hoyo de desesperación y rendición.

Su hija le había salvado la vida. Había pensado que a nadie le importaba. Su hija lo había encontrado en su oscuridad y lo había ayudado a enfrentar su adicción. ¿Cómo podría hacer algo menos por ella?

"Voy a ver a Carlos, sí. Voy a hablar con él, Clara. Escucha, cariño, solo tenemos que tomarlo un día a la vez. Sé que es muy doloroso y sé que quieres arreglar esto, pero vamos a tener que ser pacientes y superar esto día a día", José le aseguró a Clara.

Todo lo que José podía pensar era en cómo quería patearle el trasero a Carlos, ese cretino. "No voy a permitir que él trate a mi hija de esta manera".

José sabía, tanto intelectualmente como en su corazón, que Carlos tenía una enfermedad progresiva. Él también sabía que patearle el trasero no ayudaría a nada. "Necesito calmarme", pensó José. "Necesito más paciencia. Necesito algo, pero Dios, ¡No tengo ni idea de lo qué es!

¡Necesitaba calmarse antes de hablar con Carlos o lo estrangularía! Él tenía tanta rabia.

José sacó el diario y hojeó los apuntes. Leyó lo que él y Santiago habían escrito. Se detuvo cuando llegó al camino para adictos en recuperación. Mientras leía la lista de Santiago y pensaba en los artículos que había modificado y los que él había creado. José tuvo una idea. Somos (Guerreros). ¡Todos somos Guerreros!

¡Santiago, Carlos y yo somos soldados! Voy a repasar este diario y voy a escribir en un esfuerzo por tocar el orgullo y el honor de Carlos.

José leyó en voz alta lo que le daría a Carlos.

Aquellos que saben no dicen, porque al decir, el reconocimiento del poder superior de otra persona podría pasar inadvertido. Cada uno de nosotros como adictos, debemos encontrar por nosotros mismos—en entrega total—ese poder más grande que nosotros mismos. Ese poder que nos susurra en nuestros momentos tranquilos del camino que debemos tomar como Adictos en Recuperación

Un adicto en recuperación vive sobrio y libre de sustancia.

Un adicto en recuperación elije su lugar y su poder superior.

Un adicto en recuperación es agradecido, viendo la esperanza en la entrega total.

Un adicto en recuperación reconoce el mal y al enemigo.

Un adicto en recuperación se perdona a sí mismo y a los demás.

Un adicto en recuperación abraza la vida y siempre

está listo para la acción.

Un adicto en recuperación espera.

Un adicto en recuperación quiere y no espera nada a cambio.

Un adicto en recuperación conoce su entorno e interactúa con propósito.

Un adicto en recuperación está listo para el cambio (para bien o para mal).

Un adicto en recuperación puede sanar con una caricia o con palabras.

Un adicto en recuperación ha sido testigo de su visión.

Un adicto en recuperación nunca puede dejar sus herramientas o conocimientos de recuperación hasta la muerte.

Un adicto en recuperación sabe el nombre en su alma.

En ese momento, José sabía lo que podía hacer. Él pasaría por la cárcel e intentaría ver a Carlos. O bien iba a poder ver a Carlos o no lo haría. Él podría dejar un diario para Carlos. Podría darle a Carlos algo para leer y escribir. Tal vez Carlos leería el diario que Santiago y él habían creado. Al igual como Santiago había estimulado los pensamientos de José en recuperación, José esperaba que pudiera estimular a Carlos a tomar acción.

¿La vida de Carlos se había vuelto lo suficientemente inmanejable? Sin una rendición honesta, no había manera de que Carlos pudiera sostener su recuperación. Tenía que empezar en alguna parte. Tenía que encontrar y creer en un poder superior a él. José tomó el diario y se dirigió a la cárcel. Cuando dio vuelta para entrar en el estacionamiento, pensó, "Necesito añadir una última cosa a este diario".

"Si el orgullo y la memoria tienen una pelea, el orgullo siempre gana".

Con ese pensamiento, José comenzó a escribir desde su corazón. Él escribió un apunte más en ese nuevo diario amado.

Del diario de Santiago y José:

Querido Carlos,

Como adictos en recuperación, cuando nuestras vidas se vuelven incontrolables, debemos buscar un poder superior. Aquí es donde realmente experimentamos y ganamos nuestra fuerza en la recuperación. Tu poder superior puede ser un árbol o una perra, Rosie. Puede ser Jesús, o incluso Dios como tú lo entiendes. Simplemente empezamos en alguna parte y nos conectamos día a día y así crecerá nuestra habilidad. Ese poder superior comenzará a enseñarnos lo que significa estar sobrio. A partir de ahí, sintonizamos y escuchamos cada día mientras viajamos a través de los pasos de AA en hermandad con otros adictos en recuperación. Dicho eso, es obvio para mí que tu vida se ha vuelto inmanejable.

Mi propuesta para ti es que pienses en la idea de que tal vez un poder más grande que tú puede ayudar a restaurar tu sensatez. Si no puedes entender esto por completo hoy, por favor sigue el camino del guerrero y los 12 pasos de AA.

Cuando José le daba vuelta al coche en el estacionamiento de la cárcel, sintió una gran oleada de determinación sobre él. Esto era diferente a lo que había enfrentado en Vietnam. ¿Cómo iba Carlos a ganar esta batalla? ¿Cuál sería el resultado?

No defraudaría a su hija. No podía defraudar a Clara. Aunque no supiera qué hacer por Carlos enseguida, todavía sentía el ardor del puño de Carlos. Tuvo que esforzarse. Él tuvo que mirar a Carlos como persona; una persona con una enfermedad, una persona en la necesidad desesperada de recuperación, una persona cuya vida se estaba desperdiciando.

Independientemente de lo que sentía por las acciones de Carlos, necesitaba verlo como alguien con una enfermedad que había progresado. Progresado hasta el punto, donde las personas más importantes en la vida de José estaban siendo afectadas. La hija de José y su niña, Emma.

José sintió que su ira volvía a salir a la superficie mientras pensaba, no voy a estar soportando esa mierda de ese chico estúpido. Inmediatamente se dio cuenta de que no había ningún valor en su resentimiento, pero se sintió bien murmurarlo a sí mismo.

Eso era todo lo que estaba haciendo, murmurarlo a sí mismo. No lo estaba diciendo en voz alta, "Mataré a ese bastardo si le hace daño a mi hija y lo mato dos veces si le hace daño a mi nieta Emma. Las protegeré a ambas", continuó murmurando a sí mismo.

No sirve de nada hacerle daño a alguien con una enfermedad.

Por un momento, mientras José se sentaba allí en el estacionamiento, retrocedió hasta 10 años atrás a la muerte de Santiago y a su diario. El diario de declaraciones deformadas y escritos confusos. El diario con el cual José había luchado mientras escribía y reescribía, pensaba, oraba y con el que luchaba en un intento de mantenerse sobrio y limpio todos estos años.

Emociones profundas se apoderaron de él mientras pensaba que tal vez, sólo tal vez, esto es de lo que se trata.

Haré mi mejor esfuerzo para dejar a un lado mis reglas y exigencias con ese pequeño vago. Voy a tratar de entrar y de tratarlo con el respeto que un soldado merece ser tratado. José murmuro a sí mismo, "¿Puedes tratar de no actuar como un idiota, Carlos? ¡Tienes una bebé recién nacida!"

La última vez que vi a Carlos había resultado una gran discusión. Él estaba borracho y actuando loco, yo sólo quería aplastarlo.

Clara me dijo que no lo hiciera. Me fui a casa esa noche y pensé; "Siento que tu inútil papá esté muerto. Él no te traía ningún valor, no mientras él siguiera usando drogas". Después, le di las gracias a Dios por el fin de otro día. Tuve otro día sobrio.

José supo casi de inmediato cuando entró en la cárcel que no podría ver a Carlos. Mientras estaba sentado en la sala de recepción, con el diario sobre sus piernas, pasó un momento en silencio contemplando. ¿Qué estaba pensando? Nadie le daría acceso para ver a Carlos. ¿Qué estaba haciendo aquí perdiendo su tiempo? Sin embargo, allí se quedó sentado.

Determinado a intentar de todos modos, José presionó el botón y la encargada le preguntó, "¿Puedo ayudarlo?"

"José Hernández, estoy aquí para ver a Carlos Rodríguez".

"Un momento por favor, déjeme revisar. ¿Es usted su familiar?"

"Soy su suegro. Él está casado con mi hija Clara".

"El ayudante del alguacil me dijo que le dijera que Carlos está en aislamiento en este momento. Él está en la celda de desintoxicación acolchada".

José dijo, "Le dije a mi hija que lo vería. ¿Es posible que pueda entrar?" "Le preguntaré al ayudante del alguacil. Deme un momento, por favor".

"El ayudante del alguacil dice que eso es todo lo que puede hacer, solo entrar, hasta que se le pase o deje de actuar tan loco. Simplemente no es seguro. Así que, puede verlo a través del vidrio de observación, pero eso es todo lo que puede hacer.

La mirada de José se detuvo en Carlos y escuchó que la puerta electrónica se abría y salía el ayudante del Alguacil Jesús Rodríguez, él tío de Carlos. Jesús y José se conocían; eran más contemporáneos que algunos de los muchachos más jóvenes.

Sin pensarlo, José dijo, "Traje esto para mi yerno. ¿Puedes asegurarte de que lo reciba?" "Claro, se lo daré", respondió

Jesús. "José, solo lo tenemos aquí porque presentaste un cargo de agresión. Por esa orden de arresto fue por lo que se le reprendió junto con su perra".

José dijo, "Jesús, ese fue mi amor duro, estaba tratando de que Carlos entendiera que sus acciones tienen consecuencias". Jesús dijo, "José, te ves terrible".

José respondió, "No te voy a mentir, ha sido difícil. He estado viendo cómo la familia de mi hija se deshace. Mi nieta se merece una vida mejor que esta".

"Dímelo a mí", dijo Jesús. "Su padre, mi hermano, Juan, sin duda desperdició su vida. Me gustaría ver que Carlos diera un paso hacia adelante".

"Todos somos familia, no hay duda de eso", dijo José. "Solo desearía que fuéramos una familia de recuperación".

"Aja", Jesús respondió. "Me aseguraré de que Carlos reciba el diario". Jesús se dio la vuelta bruscamente y se alejó.

José saco el teléfono para llamar a Clara y le dejó un mensaje. José detalló su visita, "Clara, pensé en llamarte. Fui a la cárcel y vi a Carlos. Eso es todo lo que puedo decir en realidad. Carlos está en una situación difícil. Parece que ha sido golpeado. Puede que tenga algunos huesos fracturados. Jesús me mostró una foto del parabrisas de tu coche. Definitivamente está destrozado. No hay nada más que se pueda hacer por Carlos en este momento. A Carlos todavía se le está bajando el efecto de las drogas. Vamos a tener que esperar unos días más, posiblemente semanas". "No sabemos cuándo alguien caerá. Todo el mundo tiene otra recaída, incluso yo. Gracias a Dios que, por hoy, estoy bien. Aunque todos tenemos otra recaída, no todos tenemos otra recuperación. Tendremos que ver cómo Carlos sale de esto. Tendremos que seguir caminando con él por este camino de recuperación."

"Clara de verdad necesitas ir a una reunión de Alcohólicos Anónimos. Yo te cuido a Emma. Simplemente ve a una reunión; esto tomará tiempo y será un proceso largo. Por cierto, ¿Desde cuándo tienen una perra? Jesús mencionó algo sobre una perra. De hecho, arrestaron a Carlos con esta perra en una estación de gasolina, después de que Carlos dejara su coche en una zanja".

CAPÍTULO 15: VIVIENDO ABUSO INFANTIL

La visita de Jesús a Carlos

La puerta al cuarto de desintoxicación se abrió de golpe. Carlos levantó la vista. Jesús estaba allí, bloqueando toda la entrada. Carlos se encogió en la esquina.

"Hablé con tu mamá, Carlos", dijo Jesús.

En ese momento todo lo que Carlos podía ver eran los puños de Jesús. Estaban doblados y apretados a los costados, como si sólo estuvieran hechos para lastimar a personas. Desde su posición en la esquina, los ojos de Carlos estaban al nivel de esos puños. Cuando Carlos levantó la vista, fue a su padre a quien vio. Él escuchó y sintió su presencia. Su visión se centró en esos puños. Carlos sabía por experiencia de su niñez que esos puños eran capaces de infligir mucho dolor. Un terror físico y emocional lo recorrió, mientras él se encogía y susurraba suavemente, "¿Papá?" Las piernas de

Carlos se debilitaron. Carlos se deslizó por la pared hacia el piso.

Jesús, sin pensar en su semejanza con su hermano, Juan, estaba listo para defenderse. Jesús estaba preparado para una confrontación física. Si este muchacho loco y drogado quisiera pelear, Jesús quería estar en guardia.

Todo lo que Carlos podía pensar era en su padre. Cuando era niño, había sufrido tanto abuso por parte de su padre. Carlos sacudió su cabeza esperando ver la realidad más claramente.

Jesús estudió a Carlos, tratando fuertemente de luchar contra las emociones. Jesús sintió culpa y pena por su sobrino, Carlos. Jesús pensó en los días cuando Juan había regresado de Vietnam. Juan había sido tan desenfrenado. Toda la familia le había pedido a Jesús que interviniera. Jesús no había logrado ayudar a Juan.

¿Cómo podría algo tan destructivo pasar de padre a hijo? A Jesús le molestaba el tan solo mirar a Carlos. Carlos lo hizo recordar todas las incesantes y ridículas exigencias de Juan. Viéndolo ahora, Jesús se preguntó, "¿Cómo pudo mi pequeño sobrino Carlos sobrevivir a la guerra de Afganistán y nada menos que con una medalla?" "Amo a ese muchacho". Jesús no había tenido la intención de decirlo en voz alta, pero lo hizo.

Jesús notó los moretones en las manos y en el rostro de Carlos. Le entró la tristeza. Jesús estaba triste por Carlos. Triste por el muchacho que no estaba bien, el muchacho que era un desastre absoluto. Aquellos sentimientos de compasión no duraron mucho.

Jesús lanzó el diario de José en el suelo cerca de Carlos.

Misión cumplida. Jesús había hecho lo que José le había pedido que hiciera.

Carlos no recordaba la visita de Jesús. Carlos se sentó en el suelo sintiéndose vacante y entumecido, pensando que había sido visitado por su padre, sin embargo, ¿Su padre estaba muerto? Mientras a Carlos se le seguían bajando las drogas, el frágil control de la realidad se vio amenazado. Él fue traicionado por sus emociones de culpa de no asistir al funeral de su papá. En la mente psicótica de Carlos, su papá había estado presente. Inundado de dolor, Carlos yacía asustado. Solo el tiempo y la desintoxicación ayudaría a la psicosis que estaba en su cerebro en ese momento.

Carlos gritó cuando su ansiedad aumentó, "Tengo que". Jesús cerró la puerta de desintoxicación.

Cuando Jesús se dirigió a la oficina de admisión, sonó su teléfono celular.

"Jesús, soy Roberto, no sabía a quién más llamar. Tío Jesús, ¿Encontraron a mi hermano?" Jesús contestó, "Sí, él está aquí en desintoxicación. Otra vez".

"Carlos me llamó por teléfono y pude darme cuenta de que era grave", dijo Roberto. "Lo más probable es que perdió el conocimiento. Cuando está realmente borracho, sus emociones están a flor de piel y habla más sobre Papá y Zoey".

CAPÍTULO 16

El Señor Alcohol y Rosie

Mi teléfono dice que han pasado veinticuatro días desde mi último mensaje de texto de Clara.

Carlos está por terminar con la desintoxicación y está a punto de decidir si se quedará para el tratamiento de abuso de sustancias o irse. Él espera comunicarse con Clara.

Carlos le manda un mensaje de texto a Clara, "¿Podemos hablar?"

Clara no responde, entonces Carlos la llama porque quiere escuchar su voz, aunque sea su correo de voz. Como si estuviera sentado frente a un padre en un confesionario de una iglesia, Carlos empieza a aprovecharse del insospechado grabador de llamadas con un discurso triste.

"Pensé que podría tomar solo una cerveza; un gran error. El whiskey me hizo sentir mejor.

Me hizo sentir menos solo. Mi papá se ha ido, Clara. ¡Juan está muerto!"

"Mira, empecé hacia Ottawa, esperando ver a los fantasmas de mi vieja ciudad natal y ponerlos a descansar. Una cosa llevó a otra y terminé en una zanja cerca de la Ciudad de Kansas, Missouri. Pasé la noche en una estación de gasolina, bajo la lluvia torrencial, en la ciudad de Independence. Luego me arrestaron. Lo siento mucho. ¡Por favor dame otra oportunidad, Clara! Desperté en desintoxicación con un recuerdo que me da esperanza. Por favor ven a visitarme. Se supone que ahora debo ir a hablar con un Trabajador de Admisión en el Centro de Tratamiento de la Adicción. Supongo que estoy atrapado aquí por un tiempo. Te amo. Adiós".

Después de su llamada telefónica Carlos fue a su sesión de terapia. Su trabajador de admisión escuchó mientras Carlos comenzaba a contar lo que sucedió.

"Puedo recordar que el viernes por la noche venia bien borracho de la casa de Liza. Mi mamá me enfrentó, preguntándome si había estado bebiendo. Recuerdo haberle dicho, ¡Espero que no! Luego me fui de prisa para llegar a mi casa. Me acosté allí, la cama giraba a mi alrededor, cuando me di cuenta de que, ¡ya no era mi hogar! ¡Clara me había corrido! Estaba tan enojado que me levanté y comencé con el whiskey. Eso es todo. Es todo lo que recuerdo de las últimas cuatro semanas porque se me borro la memoria y terminé en la cárcel".

"Entre más pensaba en la muerte de mi papá, más lo

resentía. ¿Cómo había esperado ser un buen padre, cuando nunca tuve uno propio? Pensé que podría beber una cerveza sólo para relajarme y para pensar. Esa cerveza se convirtió en una más y una más. Me molesté más y más y mi remedio fue seguir bebiendo. Bebiendo y tomando medicina para el dolor para poder sentirme mejor, eso fue lo que hice."

Carlos empezó a quebrantarse, "Ya estoy en el punto donde no puedo verme sobrio, sin beber ni usar drogas".

Las lágrimas rodaban silenciosamente por la cara de Carlos mientras continuaba, "Realmente empezó hace ocho semanas. Yo hice exactamente lo mismo con Clara. Yo había podido mantenerlo escondido de mi mamá. Eso no funcionó con Clara en lo absoluto. Una discusión rápidamente nos llevó a una pelea a gritos con Clara gritándome que me saliera".

Traté de llamar a mi hermano, Roberto, pero él no respondió. Yo sabía que mi mamá estaría en el lado de Clara, así que me esperé. Pasó una semana y por un tiempo, yo estaba bien.

Entonces todos los resentimientos regresaron, un enojo profundo. Sentí la necesidad de una cerveza, para calmarme. Yo buscaba un consuelo, que nunca llegó.

Me desconcierta que estoy otra vez en la cárcel. Realmente pensé que estaría bien. El Señor Alcohol es tan seductor.

Mientras estoy contando mi historia, la depresión sobre mi papá es tan fuerte que me gustaría estar muerto. ¿Cómo no estoy muerto? La forma en que mi coche giró hacia una zanja llena de agua y el agua entrando a través del parabrisas agrietado. Eso debería haberme ahogado.

Si estuviera muerto, todo se detendría.

Si no muerto físicamente, entonces por lo menos muerto a esta rabia profunda y vergüenza sin fin.

Estaba manejando, borracho y mi mente comenzó a viajar a través de todos los problemas en mi vida. Como cuando Clara se fue y se llevó a nuestra Emma.

Lo que eso le dijo a Carlos sin palabras fue, "Que vergüenza, eres un padre terrible." Supongo que ustedes la gente de terapia lo llamarían mi provocación. Me quedé sólo. Sólo éramos yo y Jack Daniels.

Yo sólo quería hablar con Clara, luego José llegó a casa. El padre de Clara es un adicto en recuperación que piensa que es mejor papá que yo.

Sólo lo empujé a un lado para poder alejarme de él, después fue y puso cargos de agresión en mi contra.

El trabajador de admisión respondió con, "¿Estás seguro de que no hubo más en la agresión?"

Carlos dijo, "Sin Clara ni Emma, me sentí como si no tuviera nada porque vivir. El resentimiento y la ira se consumían a sí mismos. Seguí pensando en mi papá".

Mientras conducía, volví a la realidad cuando vi esos faros deslumbrantes y oí el sonido de ese claxon. Rápidamente me desvié hacia mi propio carril.

Yo estaba hambriento y tan cansado. Sabía que necesitaba encontrar un lugar para dormir. Mientras conducía hacia las luces brillantes de la ciudad, la lluvia estaba haciendo un brillo en el parabrisas agrietado y tuve problemas para leer las señales de tráfico. Todos los intercambios de carreteras eran confusos.

Perdido y cansado, sólo quería encontrar un lugar para detenerme rápidamente. Tomé ese cruce de caminos pensando en conseguir gasolina, comida y aclarar mi cabeza. Cuando giré el volante para tomar la salida parecía que seguía y seguía, dando vueltas y vueltas en un círculo. El coche se fue resbalando fuera de control en la lluvia. Estaba dando vueltas por todo el cruce de caminos, pensé que nunca se detendría.

Mientras el coche continuaba girando, sentí un revoloteo alrededor de mi cabeza. Girando y dando vueltas, el coche finalmente se detuvo con un fuerte ruido y ahí fue cuando el parabrisas agrietado se rompió y toda esa agua se metió. El revoloteo protector alrededor de mi cabeza continuó mientras el coche comenzó a hundirse. Fue entonces cuando me di cuenta de que iba a morir. El pensamiento paso por mi cabeza, estoy muerto.

Saliendo de la oscuridad, noté, el contorno de un gran animal nadando hacia mí.

Tan repentinamente como el temor había venido, el temor se fue y fue reemplazado por una profunda sensación de paz. Encontré donde pisar dentro del agua. Finalmente pude seguir al animal a la orilla. El animal era una perra Labrador.

Si hubiera sabido lo que iba a suceder a continuación, seguramente habría puesto más atención.

Sentí una sensación de paz, como una lluvia fresca.

Miré, vi y abracé a mi cálido ángel. La abracé con fuerza mientras repetía el accidente en mi cabeza. "El Libro Grande promete que nuestro Dios hará por nosotros lo que no somos capaces de hacer por nosotros mismos". La placa de identificación de la perra decía Rosie, pero en mi corazón la placa decía Zoey. Mi ángel personal, enviada para mantenerme a salvo. Zoey, mi guardiana, mi protectora y heroína. Su muerte todavía atormentaba los recuerdos de mi infancia. Mirando a mi alrededor, miré las luces de la estación de gasolina y comencé a caminar hacia ellas. Fuera de la lluvia negra y fría, caminé con mi perra de la infancia Zoey a mi lado. Que Labrador color chocolate tan hermosa era ella.

Manuel, el empleado de la estación de gasolina, estaba gritando para llamar mi atención, le pedí que me ayudara a sacar mi coche de la zanja, pero él dijo que no podía hacerlo en ese momento. Tal vez en la mañana. Debió haber pensado que yo necesitaba sentarme y descansar. Allí estábamos, solo la perra y yo. Hambrientos, cansados y solos. Espera, no solos, nos teníamos el uno al otro.

En el fondo de mi mente, sé que cuando mi coche comenzó a girar, yo estaba en un lugar de rendición.

Solté el volante porque no tenía control mientras el coche giraba y daba vueltas, finalmente quedándose en la zanja.

Sé que me rendí en ese mismo momento.

Había perdido el control no sólo de mi coche, sino de

toda mi vida. Toda mi vida era un gran desastre. Yo era un gran desastre.

Gracias a Dios el empleado de la estación de gasolina se negó a ayudarme a sacar mi coche esa noche, sino estaría muerto.

Gracias a Dios ellos reconocieron lo que yo no podía... que estaba en mi final. Fui salvado por Rosie y por Manuel. ¡Ellos me salvaron! Ahora parece tan irreal.

El trabajador de admisión comenzó a hablar, "Carlos, según el reporte policial, el empleado de la estación de gasolina pensó que estabas drogado y llamó a la policía. Hay una descripción tuya caminando hasta cada semi-remolque en el estacionamiento, haciéndoles la señal de la cruz a cada uno. Uno por uno, como si los estuvieras bendiciendo".

"Informaron que hiciste esto durante una hora y media, a cada semi-remolque en el estacionamiento. Esos son más de 30 camiones. Carlos, he hablado con el oficial en servicio esa noche y he leído el informe policial. Déjame que te lo lea del expediente, el cual comienza con una llamada telefónica al Departamento de Policía de Independence".

"Cito, soy Manuel de la Parada de Camiones de QuickTrip en el cruce del 470 y la I-70, al norte de la ciudad. ¿Está el oficial Sánchez está en servicio esta mañana? ¿Podría pedirle que pase por su café de la mañana? Tengo algo que necesito que vea".

El oficial Sánchez relató en su informe y cito al empleado de la estación de gasolina, "Es la cosa más extraña que jamás haya visto. Era como un muro de agua cayendo, golpeaba con tanta fuerza, oficial Sánchez. Saliendo de la lluvia, aquí vienen un hombre y una perra empapados. Ambos simplemente chorreando y tirando agua de un lado a otro. Quería decirles a ambos que se regresaran para afuera, eso es lo que quería hacer".

"La perra temblaba y echaba agua por todas partes, entonces el hombre empieza a abrazar a la perra y simplemente no la soltaba. Nunca he visto algo parecido".

"Este hombre se estaba colgando de esta perra, como si fuera su salvavidas". "Como si pensara que, sin la perra, era hombre muerto".

"No, espera un segundo, escucha el resto de esto. La pared de agua finalmente se detuvo y la perra se acostó. El hombre se levantó y salió. ¿Ves esos camiones de diésel allá afuera? Había treinta de esos en ese momento".

"Él caminó hasta enfrente de cada uno de esos camiones y les hizo la señal de la cruz como si fuera un sacerdote o algo así. Lo vi hacerlo. Tenía miedo de que pudiera lastimar a alguien o a sí mismo".

"En serio, le hizo la señal de la cruz a cada uno como un sacerdote, luego se dio la vuelta, regresó aquí y se acostó junto a su perra".

Muy silenciosamente Manuel dijo, "Espera hasta que lo veas con esa perra. Cuando vi que llegaba tu coche, le dije que entrara al baño y que se arreglara. Solo espera".

Carlos salió del baño y dijo, "Me llamo Carlos. ¿Cuál dijo que era su nombre?" "Oficial Sánchez".

"¿Y quiere ver mi identificación?" "Sí"

"Esta mojada, pero aquí está"

"Carlos, veo que vives al sur de aquí, ¿Qué te trae por aquí?" "Estaba viajando a casa, señor".

"Veo que no estás conduciendo ahora. ¿Había alguien contigo?"

"No, señor. estaba solo. Oh espere, tenía a mi perra conmigo, mi perra, Rosie". "De acuerdo, ¿Y a dónde se dirigen tú y Rosie ahora?"

"Nos dirigimos hacia el sur, oficial. He tenido algunos problemas y me dirigía hacia el sur, tratando de arreglarlos en mi cabeza".

"¿Ese es tu coche el que vi en la zanja mientras me daba la vuelta en el cruce de caminos?" "Si, señor".

Así que allí estaba yo, hablando con un oficial sobre lo que pasó y él preguntándome sobre la perra y el accidente, sobre la zanja llena de agua y el parabrisas roto, sobre mi coche el cual ahora estaba completamente sumergido.

Bueno, Rosie, sé que no tienen respuestas acerca de las vueltas que dio el coche, o sobre el revoloteo alrededor de mi cabeza. No pueden explicarme que nadaste hacia mí, ni que me ayudaste a salir de la zanja. Nadie te reclamó y nadie me quería.

Cuando el trabajador de admisión dejó de hablar, Carlos declaró, "Ni siquiera sé de qué estás hablando".

"Creo que llamaron a la policía por nosotros dos. No veo por qué la llamaron, pero la policía llegó".

"Llegaron y nos llevaron a ambos, a ella y a mí. Les dije que la perra era mía, pero honestamente, no tengo ni idea de dónde vino".

"Rosie se fue con el oficial de control de animales y yo fui a la cárcel".

"No sé a qué tipo de lugar se la llevaron, pero el mío era horrible y yo estaba realmente enfermo".

"Si no hubiera sido por esa zanja, nunca hubiera conocido a Rosie. Habría estado viajando con un coche destrozado, un parabrisas roto, posiblemente a mi muerte. Si ese coche no hubiera caído en esa zanja, habría seguido conduciendo hacia algo o hacia alguien más".

"De seguro que no hubiera estado en esta evaluación, ambos lo sabemos". "Otra vez debo enfrentarme a la pregunta, ¿Soy un adicto?"

PARTE VI: CONFRONTACIÓN

CAPÍTULO 17:
DESINTOXICACIÓN COMPLETA

La Primera Visita de Clara

Ya estaba empezando a sentir que mi cabeza estaba bien. Había renunciado a la misión del presidente como algo que era simplemente una locura. Ahora era mi decisión si pasaba a una instalación de tratamiento o firmar por mí mismo para irme. Todavía tenía una audiencia en la corte sobre el cargo de agresión a José, pero eso podía esperar. Podía esperar, porque hoy por primera vez desde el comienzo de este incidente de un mes de largo, Clara venía a visitarme. Dios mío, estaba tan emocionado por eso. Va a ser maravilloso abrazar a Clara. La enfermera del personal llegó y me informó que Clara estaba en el cuarto de visitas. Entré en el cuarto y una mirada de Clara arrastro mi corazón. Me senté a su lado y me incliné para darle un abrazo. Ella se alejó inmediatamente, casi sin tocarme.

"¿Dónde está Emma?" le pregunté.

"Ella está con mi papá", respondió Clara. "Muchas gracias por venir a verme".

"Necesitamos hablar", dijo Clara. "Ya no puedo seguir con esto. Sólo escucha por una vez en tu vida, Carlos, ¿Lo harías sin interrumpir? Soló escucha a lo que tengo que decir, por favor". Traté de hablar, pero Clara me silenció levantando la mano, "Es hora de que yo hablé, Carlos".

"Esto me ha afectado profundamente. Estoy preocupada por la próxima vez que bebas y a dónde podría llevarte. Todo esto me está desgarrando por dentro y me está trayendo recuerdos tan dolorosos de mi infancia. Este no es un ambiente en el que quiero criar a nuestra hija. Esto no es saludable para ti y ciertamente no es saludable para Emma".

"No, déjame hablar Carlos", intervino Clara, mientras yo intentaba interrumpirla de nuevo. "Estoy frustrada y molesta. Tuviste algo de sobriedad y simplemente no lo tomaste en serio, no lo suficientemente en serio como para seguir haciéndolo. Sé que has tenido que pasar por muchas cosas con el tornado, con la muerte de tu papá y con nuestra nueva bebé".

"Pero la sobriedad tiene que ser lo primero. He estado yendo a reuniones de Alcohólicos Anónimos, Carlos, y estoy aprendiendo a tomar decisiones para mi vida. Si estas usando drogas y bebiendo, Carlos, entonces no estás siendo honesto con tu programa. Pero más importante, no estas siendo honesto contigo mismo".

"Tu autocompasión es problemática".

"Tu ira te está llevando de vuelta a usar drogas. No voy a aguantar más. Esa es simplemente la forma en que es. Esa es la forma en que tiene que ser. La ira es un lujo que no te puedes dar".

"Mi sufrimiento ha sido diario y ha estado ocurriendo desde hace años. Al principio bebíamos y usábamos drogas los dos juntos, pero dejé eso. Ahora necesito que hagas un programa. Necesito que te declares en recuperación".

"Cada vez que hemos pasado por algo, un cambio de trabajo, cambio de vida, pensaba, este será el momento en que Carlos se comprometa a la sobriedad. Cada vez, me he decepcionado porque eso no ha pasado".

"Te he dado mucho. He ganado dinero. Te he cubierto, repetidamente. He mentido por ti. Oh, hoy está enfermo. Ya no voy a hacer eso. Estoy profundamente avergonzada de tus acciones, Carlos, que estoy luchando hasta para mantener mi propia frente en alto".

"¿Cómo pudiste atacar a mi padre?"

"La última vez que empezaste a beber, te supliqué que no lo hicieras. Te lo supliqué. Y tú te saliste con la tuya y lo hiciste de todos modos. Luego huiste y yo estaba aterrorizada de que te lastimaras o de que te pasara algo. Ya no viviré de esta manera".

"Has hecho de nuestra casa una pesadilla de giros inesperados y manipulaciones. Tuviste un objetivo en mente. Querías poder usar drogas y beber alcohol. Esto me está volviendo loca, Carlos. Tiene que parar. Uno de nosotros tiene que ser lo suficientemente maduro como para acabar con esta locura".

"Ahora tenemos que cuidar de una bebé Carlos.... NOSOTROS. Esto no es sólo mi responsabilidad".

Carlos interrumpe, "¿Se trata de ese tipo con el que solías salir, David? ¿Ese es su nombre?

¿Lo estás viendo de nuevo?"

"Dios mío, Carlos, ¿Eres completamente estúpido? ¿Me estás escuchando? Te acabo de decir de qué se trata esto. Esto se trata de tu uso de drogas, punto".

"Siempre tratas de desviar las cosas para que no se trate de ti. Todo esto se trata de ti Carlos, de ti y de tu adicción".

"Deja de usar distracciones. Deja de intentar esconder tu adicción y de confundirme emocionalmente. Volverás a usar drogas y yo no lo permitiré más".

"¿Así que ya no me quieres?" dijo Carlos.

"Ya no toleraré más que uses drogas, Carlos. Mi amor está nublado por el agotamiento y el dolor emocional. Ni siquiera voy a responder a eso en este momento".

"Necesitas enfocarte en ti. Necesitas poner tu vida en orden, Carlos". "Clara, ¿Debería ir a tratamiento? ¡Solo dime qué hacer!" dijo Carlos.

"Bueno, hoy no vas a irte a casa conmigo, eso si te digo. Me niego a recibir este comportamiento en mi casa. No quiero preocuparme por lo que mis amigas podrían ver si llegan a la casa. No voy a preocuparme por eso, Carlos, porque ya no estarás ahí bebiendo ni drogándote.

¡En mi casa no! Siempre tendré esperanza para ti, simplemente no puedo salvarte. Por favor, no dejes de intentarlo antes de que suceda el milagro. Esto solo puede funcionar si lo intentas. Haz un esfuerzo.

"Carlos, tenemos una bebé recién nacida y todavía no puedo regresar a trabajar. Nuestra cuenta de cheques está vacía por tu culpa. Ni siquiera sé si puedo mantener nuestro seguro de coche, después de tu accidente. Si no fuera por la ayuda de mi papá, Emma y yo estaríamos en la calle. Estaríamos sin hogar, Carlos, ¡Sin hogar!"

"No puedo vivir de esta manera".

"El departamento del Alguacil me llamó hace dos semanas y me dijeron que te habían encontrado y que te tenían seguro. Fue entonces cuando mi miedo se elevó y mi decepción regresó. Me siento tan sola".

"Ese tipo extraño, Gerardo, vino a la casa; tu amigo el que te vende droga. No puedo tener gente así en nuestra casa o en nuestra vida. Emma y yo merecemos algo mejor".

"¿Tan siquiera recuerdas haber golpeado a mi papá? ¿Recuerdas haber arrojado el jarrón a través de la ventana antes de meterte en tu coche y huir?"

Carlos simplemente bajó la cabeza. No dijo nada.

"Carlos, siento que eres un reflejo de mí. Mi fracaso si soporto esto. Ahora tengo que ser la proveedora de Emma, yo sola".

"Me has demostrado repetidamente que tu adicción es tu prioridad. Tu enfermedad está progresando, está tomando el control de tu vida. No puedo confiar en lo que podrías hacer enseguida. Has recobrado la compostura más de una vez, pero cada vez retrocedes más. Esta vez es la peor".

"Carlos, has estado en tratamiento. No voy a seguir haciendo esto hasta que te mates. Si estas son las decisiones que quieres seguir haciendo, las harás por tu cuenta".

"Soy lo suficientemente inteligente como para saber que me convencerás de volver a tus brazos. Tú serás cariñoso y dulce, pasarás el tratamiento y empezarás de nuevo, otra vez. Pero a la hora de la verdad, como siempre, volverás a beber, tendrás otra excusa y luego regresaremos aquí de nuevo. Siempre tienes una razón para justificar que bebes".

"Cuando estás borracho, siento que he cometido el error más grande de mi vida al casarme contigo. Te conviertes en una persona completamente diferente. Revivo recuerdos de mi infancia a causa de que mi papá bebía alcohol. Tengo una respuesta física y emocional que se activa, aunque yo no la reconozca, la vea venir o incluso la entienda yo misma".

"Tal vez sea como tus propios problemas con tu papá. Realmente no sé la respuesta a esas cosas. Tendrás que averiguarlo por ti mismo".

"Si esto no es tu fondo y tu rendición, entonces tu fondo será en un cementerio. Carlos, quiero ser absolutamente transparente, no voy a caer más bajo".

Y con eso, Clara, salió del cuarto. Yo soy él de la culpa. Estoy perdido.

CAPÍTULO 18: TRATAMIENTO

e desperté en el tratamiento, dándome cuenta de que las drogas y el alcohol ya no estaban allí para redimirme, ni para detener el dolor de mi culpa y mi vergüenza. Tampoco estaban allí para ayudar a controlar mi ira y mi cólera, ni para ayudar a reducir mi ansiedad. Estaba involucrado en mi propia batalla y estaba muy lejos de los campos de amapola de Afganistán. Mi vida incontrolable estaba girando hacia abajo y mi pensamiento de que podía volver a beber me había llevado al borde de la tragedia. La ironía y el dolor de que esto sucediera al mismo tiempo que yo había perdido a mi padre y que yo mismo me había convertido en padre, no se habían ido de mí.

Me enfrentaba con la realidad irremediable de que había herido a otros y que no me habían perdonado. Pero, debo seguir adelante. Clara no había perdonado ni olvidado mi recaída. La decepción que vi en sus ojos golpeaba mi corazón.

Había recaído. Como nuevo alcohólico y drogadicto en recuperación, había estado viviendo con la falsa suposición de que ahora podía controlar mi uso. Mi suposición era que, estando limpio de cualquier delito de embriaguez, me había autocorregido lo suficiente; había abandonado mi comportamiento adictivo y mi egocentrismo. Una vez más, el Señor Alcohol me había seducido con una sola bebida. Casi pago esa bebida con mi propia vida. Mi terapeuta me dijo que puedo ser demasiado inteligente para vivir, "Es un simple programa, hijo. Simple. Lee el Capítulo 5 en el Libro Grande otra vez". (Libro Grande de Alcohólicos Anónimos).

La expectativa de Clara era que entrara en Alcohólicos Anónimos. En su voz, no escuché aceptación. Escuché resolución. En su voz, no escuché perdón. Escuché su decisión de cerrar cualquier puerta de recaída perpetua. Escuché incredulidad y shock de que fui agresivo con su padre. Pero sentí una suave señal de amor.

Si vivo el resto de mi vida sin ser perdonado, esperando mover mi vida hacia adelante, entonces tengo que superar esta autocompasión. Ya no puedo vivir una vida de negación, pensando que no soy un adicto y de que mi adicción solo me afecta a mí. Tengo que superar todos estos resentimientos que me llevan a beber. Mi familia puede elegir no perdonarme ni aceptarme. Pueden elegir, en cambio, recordar todos mis errores, pero estoy optando por quedarme sobrio. Quiero moverme hacia adelante. Me siento seguro de que no se me permitirá vivir más de esta manera; que me llevará a un fin. Lo que significa que tengo que probar la sobriedad. Si no, mi poder superior me llevará a casa, estoy seguro.

No puedo darme el lujo de pensar que puedo tener una cerveza más. Simplemente no puedo permitir que eso ocurra o voy a perder.

¿Cómo pude haber considerado alguna vez que no estaba impotente ante el alcohol?

¿Cómo pude haber considerado alguna vez que tenía una opción? Desde la perspectiva de Clara, tenía que comprometerme por el resto de mi vida a no beber ni usar drogas. Desde donde yo estaba, mantenerme sobrio hoy era una extraordinaria idea porque mi vida acababa de ser devastada de nuevo, completa y absolutamente devastada. Me dije a mí mismo, progreso no perfección.

Clara tenía razón. Yo no soy como los demás. No soy como Roberto, que puede tomar o dejar el alcohol. Soy más como mi papá que estaba totalmente fuera de control.

No soy un usuario normal. Soy una persona afortunada cuya adicción aún no lo ha matado.

La mente de Carlos retrocedió en el tiempo hasta la primera semana de tratamiento en el Centro de Tratamiento de Adicciones SEK en Girard. Esos días eran soleados y casi demasiado calientes para estar afuera, pero a él le gustaba estar allí. Carlos se sentaba escondido de cualquiera en la instalación, en una mesa de picnic, que estaba cuidadosamente metida a la vuelta de una esquina, en la parte de atrás. Sin compañeros consumidores, sin personal. Nadie podía verlo en absoluto. Él se sentaba con Rosie y a él le gustaba eso. Habían estado allí juntos mientras escribía en su diario por horas. Él le escribía y leía a Rosie. "Estoy comprometido a quedarme aquí y participar en el tratamiento a través de la palabra escrita y hablada. Lo prometo a mi familia y, más importante, a mí mismo".

"El único momento en que me he rendido fue cuando estaba girando en mi coche. Estaba girando fuera de control y ese revoloteo pasaba alrededor de mi cabeza. En ese momento, algo se apoderó de mí espiritualmente y me salvó. Eso es en lo que necesito enfocarme ahora, necesito recordarme a mí mismo de esa rendición completa".

Samuel Leon, Ph.D., LCAC, era el terapeuta clínico de Carlos. Tenía más de setenta años y decir que era excéntrico es quedarse corto. El Dr. Leon había sido traído de vuelta de la jubilación, porque Carlos había dicho que quería ir a la instalación de tratamiento basada en la comunidad donde trabajaba su madre, Liza. La oficina de Asuntos de Veteranos y el Director Médico local habían dado su aprobación, con la instrucción de que nadie que conociera a la familia o fuera familia podría proporcionar atención directa.

El enfoque de tratamiento a la adicción del Dr. Leon se basó en un libro que escribió acerca del trabajo de los doce pasos en AA. Su libro se basó en historias de personas de la vida real, descritas a través de un prisma de Gestalt y Filosofía Existencial. El concepto básico de su enfoque de guerrero siguió la enseñanza de un Rabino nacido hace más de 2,000 años, Jesús. Leon también era un seguidor de Ram Dass, el autor del libro seminal de mayor venta de 1971 Be Here Now. Efectivo, escandaloso y amable eran palabras que describían al Dr. Leon. El hombre se había retirado catorce años atrás e incluso trató a José y a Santiago. Carlos se rió a sí mismo, ya que tenía el antiguo diario de José para que hiciera juego con su antiguo terapeuta.

Esa vieja expresión de que el tiempo curará todas las heridas parecía tan distante. Parecía estar a un millón de años de distancia.

Ahora, Carlos se sentó solo con Rosie en una banca de picnic, tratando de completar su tarea de escritura en el diario.

El viejo Leon le había instruido a Carlos que escribiera en su diario la respuesta a la pregunta: "¿Cuál es el sonido de una mano aplaudiendo?"

Carlos escribió como respuesta, "El sonido de un hombre borracho que no puede golpear su trasero con las dos manos al mismo tiempo".

El siguiente apunte del diario era responder, "¿Cómo tu vida se volvió inmanejable?"

Después de eso, las instrucciones fueron escribir la finalización de estas cuatro declaraciones.

Yo resiento...

Yo exijo...

Yo aprecio...

Yo quiero…

La segunda y tercer preguntas fueron bastante fáciles y fueron apuntes muy largos en el diario de Carlos.

El sonido de una mano aplaudiendo, no tan buena. El viejo Leon solamente se río y le entregó a Carlos una enorme concha de caracol. "Tienes que volver a intentarlo, hijo mío, no estas escuchando."

En las otras preguntas hice bien, pero ahora tengo que rehacerlas todas de nuevo con, "Como, lo resiento", "Como lo exijo" y demás, porque el viejo Leon dice que, "Respondí por qué y no cómo. Eso solo juega con tu cabeza".

"Con razón te emborrachabas si te tratas así", el Dr. Leon me regañó. "La acción hijo. ¿Cómo elegiste? Mierda o helado, ambos se ven iguales. ¿Qué prefieres comer? Cómo saben, los resultados de cada uno, eso es lo que es diferente. A nadie le importa por qué, hijo. Cómo. Esa es la clave; la acción del comportamiento es igual a los resultados".

El Dr. Leon era un purista en las técnicas de Terapia Gestalt y nunca le preguntó a un paciente por qué, solo cómo. Su uso de la silla vacía era bien conocido.

La sesión del siguiente día trajo la tarea, "¿Qué es lo que te impide mantenerte sobrio?" Para responder tengo que hacer una lista de las peores cosas que podrían pasarme si me quedo en recuperación. Intenté nuevamente responder la pregunta de la mano aplaudiendo y me dijo que pusiera la concha de mar en la oreja de Rosie ya que otra vez estaba pensando demasiado mi respuesta. El viejo Leon es super extraño.

El tercer día me animaron a escribir cartas a aquellos con los que necesito hacer las paces.

Mi instrucción fue escribir una carta a José, para poder leer mi honestidad.

El cuarto día el Dr. Leon me dijo que dijera diez veces, "El orgullo y la memoria tuvieron una pelea y el orgullo siempre gana". Luego, leer el Capítulo 5 (Libro Grande de AA), luego volver a escribir la carta a José.

De nuevo, el viejo Leon me preguntó, "¿Puedes entregarte a este simple programa?"

Según Clara, es hora de un gran cambio y estoy de acuerdo. No hay redención por lo que he pasado y todo lo que he hecho. Sólo hay esperanza.

Mi vida estaba en espera, en una pausa. Estaba contento de poder recibir visitas, ahora que yo había hecho la transición a la atención primaria, pero no todos estaban contentos de verme. Mi tío Jesús era irritante. Toda mi familia estaba respondiendo a sus propias frustraciones y miedos. Ellos pensaron que estaba perdido; que esta vez estaba muerto. Podía escuchar su creencia de que la próxima vez lo estaría. Mi vida iba a ser lo que yo hiciera con ella y tuve la suerte de no haberme matado dando vueltas en ese cruce de caminos.

Rosie nunca se fue de mi lado, así como la noche en que nadó para salvarme. Ella siempre estuvo presente, con "P" mayúscula. Sé que esto suena raro, pero le leí mi diario en voz alta. Puedo sentir la angustia de Rosie cuando lo que escribo es demasiado profundo. Cuando leí el apunte del diario de José, "El mundo es solo el aspecto visible de Dios. Lo que hace ser un guerrero es causar un desafío al seguir el camino en busca de un propósito más elevado para una vida", ella gimió y recostó su cabeza en mi regazo.

La noche del accidente, la aparición de Rosie trajo el aspecto visible de Dios a mi puerta. Ella le trajo luz a mi noche más oscura. Leí los informes, en realidad los reescribí en mi diario, pero todavía no recuerdo hacer la señal de la cruz como sacerdote a treinta semi-remolques. Recuerdo el revoloteo, porque fue muy físico. Recuerdo que Rosie nadaba hacia mí, estando dentro del coche mientras se sumergía, porque también fue muy físico. Sí, pensé que ella era Zoey. Lo demás sigue siendo una pérdida del conocimiento de la que no puedo recordar. Mientras esos pensamientos pasaban por mi mente, Rosie se acurrucó aún más cerca de mí. Ella era mi pequeño pedazo del aspecto visible de Dios.

El Dr. Leon miró al otro lado de la habitación al joven, Carlos. Los moretones en su rostro se estaban desvaneciendo. Estaba afeitado, con nuevo corte de pelo estilo militar; un muchacho bien parecido.

"Han pasado cinco semanas desde tu accidente, Carlos. Has estado conmigo en tratamiento catorce días, hijo".

"Claro", dijo Carlos, "Si tú lo dices".

"Creo que es hora de hablar sobre tu sueño recurrente. Entiendo que te estás despertando por la noche y que te sientas con la perra".

Respirando profundamente Carlos dijo, "No tenemos que hablar de eso ahora".

Su corazón comenzó a acelerarse y sus palmas comenzaron a sudar, Carlos murmuró, "Si no quieres no, quiero decir es solo un sueño".

El silencio se apoderó del cuarto. Solo se escuchó el sonido de Rosie roncando a sus pies. "Carlos, sabes que eres diferente. Sabes que el Centro de Tratamiento de Adicciones te aceptó para tu recuperación y que yo acepté ser tu terapeuta", dijo el Dr. Leon.

Carlos no dijo nada.

El Dr. Leon continuó con una voz de amable sabiduría, "Tuviste un digno servicio militar, en el que experimentaste un trauma. Esto continúa en tus sueños como algo inacabado. Lo digo por mi conocimiento y experiencia tratando sueños recurrentes. Fuiste un médico, un sanador y te encontraste con un soldado que sin ser culpa tuya no pudo ser sanado. Él estaba muerto. Debajo de él estaba una niña viva. ¿Estoy en lo correcto?"

Carlos inclinó su cabeza.

"Creo que ahí afuera todavía está la familia del soldado, Tomas López, y una pequeña niña afgana". El Dr. Leon hizo una pausa.

Carlos encogió los hombros, "Quiero decir, esto es guerra. Tengo muchos amigos veteranos y soldados. Algunos están muertos, otros están vivos: la vida continúa. Me da lo mismo".

El Dr. Leon dijo, "En tu accidente, hijo, podrías haber muerto. El que no hayas muerto fue debido a la casualidad y a la intervención de una perra". Carlos escuchaba. "Estas vivo, hijo, y con una vida viene un potencial infinito".

Carlos estalló, "¿Por qué sigues llamándome hijo? Yo no soy tu hijo".

"Yo soy viejo; tu eres joven. Te llamo hijo. Yo soy un guerrero. Yo interactúo con un propósito. Te harías un favor preguntando cómo, no por qué".

"¿Cómo me llamas hijo?" Carlos respondió sarcásticamente.

Leon sonrió, "Obviamente con mi voz a tu oreja. Tu tarea es escribir dos cartas: una a la pequeña niña, la otra a la familia de Tomas López".

Carlos exhaló y mientras las lágrimas brotaban de sus ojos dijo en voz baja, "No tengo dirección".

El Dr. Leon le explicó, "Y no tienes cartas. Por favor, primero lo primero". Carlos gritó, "Maldito seas", y cerró la puerta de golpe mientras salía.

El día siguiente, Carlos llegó temprano para su sesión. Él tenía dos cartas en la mano y una respuesta a la pregunta, "¿Cuál es el sonido de una mano aplaudiendo?"

"El sonido del mar".

El Dr. Leon sacudió la cabeza de un lado a otro, "No. Voy a mirar las cartas ahora". "Tomas López. ¿Estás seguro de que su familia todavía está por ahí?" Preguntó Carlos. El Dr. Leon dijo, "Sí, por supuesto. Tiene que haber algún familiar vivo".

Entonces Carlos dijo, "Quiero encontrarlos. Me imagino que hay un rastro de papeles para Tomas; posiblemente no para la niña. Voy a intentarlo".

Leon instruyó, "La próxima vez que tengas ese sueño recurrente, termina el sueño del trauma con tu sueño de resolución. Por ejemplo, tu búsqueda de la familia, encontrarlos, la reunión y luego la resolución a la familia de Tomas. ¿Esto también domina tus pensamientos del día?"

Carlos respondió, "Depende. Puede, pero a menudo es desencadenado por un evento, incluso a veces un olor lo desencadena".

El Dr. Leon preguntó, "Vamos a hablar de los recuerdos tranquilos y positivos que tienes". Carlos habló de pescar en el lago cuando era niño.

El Dr. Leon explicó, "Está bien, esto es lo que haremos. El trauma entra sigilosamente, deberíamos noquearlo. Cierra tus ojos y visualiza una señal de alto. Grita ALTO. Otra vez. OTRA VEZ. ¡OTRA VEZ! Recuerda la sensación física de tu cara y de tu mandíbula. Otra vez. Otra vez".

Carlos gritó ALTO hasta que estuvo ronco.

Ahora, Leon dijo, "Siente y haz lo mismo sin sonido. Bueno, creo que entendiste la primera parte. Ahora, escoge un recuerdo específico del lago. ¿Entiendes? Carlos, quiero que grites alto.

Sin sonido. Comienza la memoria del lago. Boom. Otra vez, grita alto en tu cabeza. Siente que pasa. Boom. El recuerdo del lago."

"Haz esto para detener los pensamientos intrusos. Cada vez que comienza, cada vez que regresa, ¡Cada vez noquéalo! Noquéalo y comienza el recuerdo bueno", dijo Leon, con ánimo.

"Busca a la familia de Tomas. Eso está bien. Solo controla tu cuerpo de la ansiedad y de pensamientos negativos. Un guerrero conoce su lugar y poder superior. Esto es sobre el lugar de tu pensamiento. Los lugares físicos también son importantes. La gente comprende levantarse y moverse para sentirse cómoda. Esto es un movimiento emocional y mental en tu pensamiento y en tus hábitos".

Carlos escribió en su diario, "Esta vez, tengo que hacerlo bien. Puede que no haya una próxima vez. Un día a la vez, déjalo y deja que Dios sea mi compañero constante.

EPÍLOGO

Reflexionando en el coche de regreso a casa del funeral de Rosie, empecé a hojear mi diario y a mirar mis notas. Releyendo los apuntes de Santiago, de José y además los míos; me ayuda a seguir el Camino del Guerrero y a mantener mi sobriedad. Inicialmente, el tratamiento había sido duro. La realización de que era yo el que causaba no sólo miseria para mí, sino también para mi familia.

El usar drogas y consumir alcohol me había invadido y no me había dado cuenta de que me iba a tomar por el cuello. No me había dado cuenta de que iba a seguir usando drogas hasta el punto de la destrucción.

Si algo era cierto sobre el espejo que Clara puso enfrente de mí con su confrontación, era que yo era absolutamente impotente e inmanejable. Cuando finalmente me rendí, hice una lista de las cosas que me impedían estar sobrio. Era una lista larga. Incluía mi infancia, el trauma del tiempo que estuve como médico en la guerra, así como de trabajar en los esfuerzos de recuperación después del tornado de Joplin. Eran muchas cosas y las apunté todas en mi diario. Estas ya no pueden ser excusas alimentando mi negación.

Ese diario me salvó, tanto como el Libro Grande. A través del diario, pude ser testigo del camino de Santiago, así como del de José. Me dio la esperanza y la fuerza para rendirme completamente y confiar, sabiendo que siguiendo el Camino del Guerrero me conduciría a la sobriedad. Igualmente, como Rosie me salvo la vida, el diario me ayudo a volver a vivir.

Cuando dejé el Centro de Tratamiento de Adicción, me había dado cuenta de que un Guerrero puede sanar con una caricia o con palabras.

Ahora era mi deber compartir el amor de Rosie y el poder del diario. Ese día dejé a Rosie en el centro de tratamiento, porque ella realmente no me pertenecía, ella pertenecía a aquellos que necesitaban su ayuda para encontrar su propia rendición. Las palabras curativas que dejé se encontraban en el diario de Rosie. Otros podrían encontrar su rendición y su fuerza siguiendo sus propios caminos y serviría aún más si lo compartieran, como el amor de Rosie, durante sus tratamientos.

"Te amo. Gracias por venir conmigo hoy", le dije a Clara mientras nos llevaba a casa. "¿Seguro que no quieres que vayamos contigo a la Sociedad Humanitaria? Podemos ayudarte a ti y a Liza a adoptar un nuevo perro", dijo Clara.

"No, la bebé necesita dormir. Ya pasó la hora de su siesta".

Agarré la mano de Clara y le di un apretón.

Envié un silencioso, "Gracias, Dios", por enviarme a Rosie en el momento de mi vida cuando más la necesitaba. El momento en que pensé que había perdido todo lo que yo quería, fue el momento que gané todo lo que necesitaba.

Rosie me había dado la fuerza para rendirme y ahora puedo celebrar mis años de sobriedad con mi hermosa esposa Clara y nuestras dos hijas.

He reparado mi relación con Liza y con José. Ambos conocen la lucha que tuve que pasar, al haber estado allí ellos mismos.

Cada día me despierto agradecido por mi recuperación, mi familia y mi sobriedad.

Estoy agradecido por todo lo que me llevó al Camino del Guerrero y por lo que me dio la capacidad de seguir en ese camino.

"¡Clara!" Carlos exclamó emocionado, "¡Lo tengo! ¡Finalmente lo tengo! El sonido de una mano aplaudiendo es el sonido de escucharte a ti mismo escuchar".

PREGUNTAS DE DISCUSIÓN

1. ¿Quiénes se destacan como héroes y heroínas? ¿Qué hay en ellos que admiras?

2. ¿De qué es víctima Liza?

3. ¿Qué cambió primero? ¿La forma de pensar de Liza o su comportamiento al estar sobria? ¿Por qué es importante esta distinción y cómo se aplica a tu propia situación?

4. ¿Los problemas de sustancias son un síntoma o la causa de violencia doméstica? ¿Qué te lleva a esa conclusión?

5. ¿Con quién te identificas más como personaje? ¿Por qué?

6. Cuando se trata de Rosie, ¿Cómo la ves? ¿Cómo sería ella útil para ti en la recuperación? ¿Es esto cierto de todas las mascotas o ella era única?

7. Si Carlos fuera tu hijo o Clara tu hija, ¿Cómo te sentirías? ¿Cómo manejarías la relación?

8. ¿Cómo Jesús está atascado en su estado emocional? ¿De qué manera te quedas atascado en estados emocionales?

9. El matrimonio es una realidad desafiante para cualquier pareja. ¿Puede un matrimonio sobrevivir a la adicción? ¿Qué factores ayudan a un matrimonio a sobrevivir y qué factores se interponen en el camino de la supervivencia?

10. ¿Qué podría haber hecho antes José o algún personaje para ayudar a salvar a Carlos? ¿En qué momento habrías intervenido y por qué?

11. ¿Qué viste en la mente de la víctima mientras se desintoxica? ¿Cuál ha sido tu experiencia?

12. Experimentar el abuso como un niño puede cambiar la vida y ser duradero. Una vez que el niño abusado se convierta en adulto, ¿Aun lo considerarías una víctima?

13. Zoey fue una parte integral de la vida de Carlos. ¿De qué manera Zoey influyó en la vida de Carlos? ¿Alguna vez has experimentado ese tipo de relación con una mascota?

14. ¿Qué perspectiva consideras más valiosa en Rosie? ¿Era ella más espiritual, más mágica o simplemente presente? ¿Y por qué?

15. ¿Cuál ha sido tu experiencia con los consejeros? ¿Qué has encontrado más útil?

16. ¿Cuál fue el punto de retorno para Carlos? ¿Cuál ha sido tu punto de retorno?

17. Si estuvieras en los zapatos de Carlos, ¿Te pondrías en contacto con la familia de Tomas? ¿Por qué o por qué no? ¿Qué esperarías lograr si lo hicieras?

18. ¿Quién se beneficiaría más leyendo este libro? ¿El Camino del Guerrero es solo para adictos o sería atractivo también para los que no son adictos? ¿Cómo podría ser útil para ambos?

19. ¿Qué significa para ti el tema de "encontrar tu poder superior?"

20. Teniendo en cuenta los catorce caminos del guerrero mencionados, ¿Hay un camino más digno de discusión o contemplación? ¿Puedes ser un guerrero sin ninguno de los caminos?

AGRADECIMIENTOS

C omo narrador de historias, creo que los niveles más altos de la verdad son las lecciones expresadas por nuestros corazones de uno al otro como espíritus humanos. Somos más poderosos cuando enseñamos una lección que capta nuestra voz y mientras esa voz sana.

El primer agradecimiento es para las cuatro personas que prestaron sus verdaderas historias de vida para convertirse en la voz del Camino del Guerrero. Estoy en deuda con ustedes por sus regalos de enseñanza de vida y entiendo por qué deben permanecer en el anonimato. Tienen mi admiración y respeto por todo lo que me han enseñado.

Las correcciones para aclarar y fortalecer los personajes fueron realizadas por Stacey Hauck, Heather Spaur, Diane Potts, Jerry Davenport, Benjamin Pfeiffer, Ernie Thompson, Peggy Bennet, Robert Richmond, Amy Glines, Michelle York, Jason Wilson, Michael Ehling Martin Salas, Maria Salas, Anavel Moreno, Marsha Wallace, Ron Womble, Kent y Debbie Noble, Ray y Mary Atkinson. Arte Gráfico por Brandon Spaur. Modelo de portada Tyler Krei.

Mi agradecimiento y sincera gratitud van para todos los que me apoyaron, alentaron y ayudaron con el esfuerzo.

Rosie, que es nuestra hermosa Labrador color chocolate: ¡Todos te damos las gracias!

SOBRE EL AUTOR

R.H. Pfeiffer nació en Fort Scott, Kansas en los 1950s. Camino del Guerrero es el tercer libro que el autor ha escrito y el primer trabajo que el autor ha publicado; entre sus obras anteriores se encuentran los manuscritos Amor Contra Amor *y* Velas, Fuego y Llama.

La historia en Camino del Guerrero *fue escrita durante los últimos tres años y se basa en una mezcla ficticia de la vida del autor, amigos y colegas.*

El concepto central del Camino del Guerrero *es un flujo de conciencia de la vida en recuperación y servicio de R.H de los últimos cuarenta y dos años. Escrito con la inspiración de una perra, la búsqueda de un alma inquieta por un poder superior y el amor y apoyo de colegas.*

Como narrador R.H. cree que el nivel más alto de las verdades son las lecciones que nuestras vidas nos expresan a cada uno por el corazón como espíritus humanos. Somos más poderosos cuando tenemos una enseñanza que captura nuestra voz mientras sana.

Este libro es esa voz que ilumina el camino de un guerrero.

Proceeds from the sale of this book go toward building a new addition treatment center. Thank you for your support.

Limited distribution of this book is available, so order your copy online today at www.trailofthewarrior.com. $15 per book (plus $5 shipping and handling) to:

Families and Children Together (FACT, Inc.)
911 E Centennial
Pittsburg, KS 66762

Include your name and the address of where to ship.

Connect with R.H. Pfeiffer

Facebook @ Trail of the Warrior by R.H. Pfeiffer
Twitter & Instagram: @rh_pfeiffer
rhpfeiffer@trailofthewarrior.com

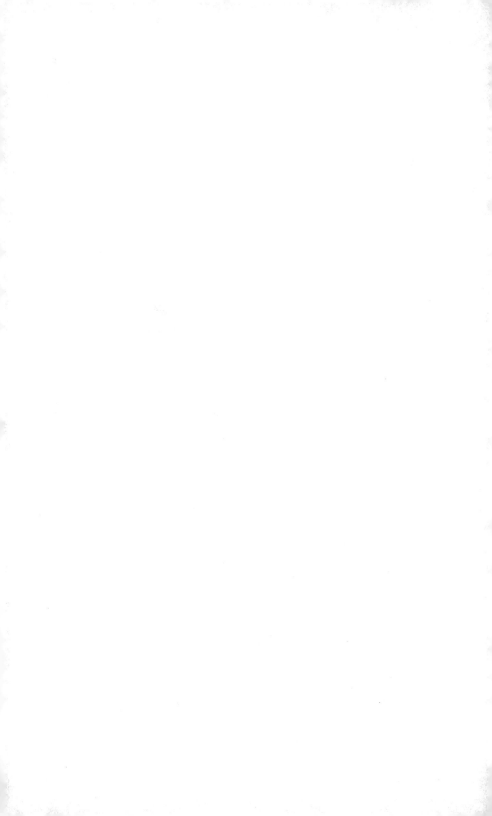